DE LA FONCTION

DU

NOUVEL URÈTRE

(URÈTRE HYPOGASTRIQUE)

CHEZ LES

PROSTATIQUES ANCIENNEMENT CYSTOSTOMISÉS

PAR

Le Dr Xavier DELORE

Ex-Interne des Hôpitaux de Lyon,
Ancien aide d'anatomie à la Faculté (Concours février 1806),
Prosecteur à la Faculté (Concours novembre 1897).

LYON

A. REY, IMPRIMEUR DE LA FACULTÉ DE MÉDECINE

4, RUE GENTIL, 4

—

1897

DE LA FONCTION

DU NOUVEL URÈTRE

(URÈTRE HYPOGASTRIQUE)

chez les

PROSTATIQUES ANCIENNEMENT CYSTOSTOMISÉS

DE LA FONCTION

DU

NOUVEL URÈTRE

(URÈTRE HYPOGASTRIQUE)

CHEZ LES

PROSTATIQUES ANCIENNEMENT CYSTOSTOMISÉS

PAR

Le Dr Xavier DELORE

Ex-Interne des Hôpitaux de Lyon,
Ancien aide d'anatomie à la Faculté (Concours février 1896),
Prosecteur à la Faculté (Concours novembre 1897)

———

LYON

A. REY, IMPRIMEUR DE LA FACULTÉ DE MÉDECINE
4, RUE GENTIL, 4

1897

En tête de ce modeste travail, je place le nom de mon père, et suis heureux de lui prouver ainsi mon respect filial, en même temps que le désir de suivre l'exemple qu'il m'a légué dans l'exercice de notre noble profession. Sa probité professionnelle, son ardeur au travail me serviront toujours de modèle dans l'avenir.

Nombreuses sont les dettes de reconnaissance contractées pendant sept années vécues dans les hôpitaux. M. le professeur Poncet nous a donné de nombreuses marques de sympathie depuis le jour où nous avons eu l'honneur d'être son externe ; en nous confiant, comme sujet de thèse, une question à laquelle il a attaché son nom, notre Maître nous fournit encore une preuve de l'intérêt qu'il nous a constamment témoigné. Nous le prions d'accepter, à cette occasion, nos sentiments de profonde gratitude et le modeste hommage de ce travail inspiré par son expérience.

Nous avons eu l'honneur d'être l'interne de M. le professeur Pollosson. Il nous accueillit toujours avec sa grande bienveillance, nous confia des fonctions dans son laboratoire et nous facilita ainsi l'étude de la médecine opératoire. Nous ne saurions trop le remercier, pour avoir ainsi reporté sur le fils l'affection qu'il témoigne au père.

La chirurgie infantile nous fut enseignée par deux maîtres. M. Vincent nous a appris ces procédés de chirurgie conservatrice qui font l'honneur des chirurgiens de la Charité. M. le professeur agrégé Rochet a bien voulu nous montrer un intérêt toujours grandissant depuis l'époque où nous passions notre premier semestre d'internat dans son service de chirurgie. Qu'ils veuillent bien accepter l'hommage de notre respectueuse et profonde affection.

M. le professeur Augagneur nous enseigna l'étude des maladies de la peau si embrouillée pour le novice et si aride au début, et réussit à jeter quelque lumière dans notre esprit. Nous avons été l'interne de M. le professeur Gailleton, qui nous fit profiter de sa longue expérience des maladies vénériennes et cutanées. Nous adressons à ces deux maîtres l'expression de notre admiration scientifique.

Pendant notre séjour d'interne dans le service de laryngologie et de rhinologie de M. Garel, nous avons pu apprécier sa compétence et son originalité vraiment remarquables. Nous prions ce maître sympathique de recevoir nos affectueux sentiments pour les services qu'il nous a rendus, en maintes circonstances.

MM. Audry, Chappet et Weill nous ont appris la pathologie interne ; nous regrettons de n'être pas digne de tels maîtres ; nous leur garderons toujours une profonde reconnaissance.

A la Faculté, nous avons eu l'honneur d'être l'élève de M. le professeur Testut. Il nous confia des fonctions qui nous ont permis de reprendre et de compléter notre éducation anatomique, pendant deux années. Nous reconnaissons avec bonheur tout le prix d'une pareille bienveillance. M. l'agrégé A. Pollosson, M. Vinay, M. Jaboulay, M. Rollet nous ont toujours montré une sympathie dont nous avons été touché ; M. le professeur agrégé Vallas, enfin, nous a rendu un service que nous n'oublierons pas. Nous prions tous ces maîtres de recevoir l'expression de notre affection reconnaissante pour leur bonté et leur dévouement.

Merci à notre collègue et ami Briau pour les excellents dessins qu'il nous a fournis. Nous savons tous que son talent égale son amabilité.

Enfin mes collègues de l'Internat voudront bien accepter cette thèse en souvenir des amitiés cimentées pendant quatre années joyeuses et trop vite écoulées.

INTRODUCTION

Nous n'avons pas l'intention dans cette thèse de reprendre l'étude générale de la cystostomie sus-pubienne.
Cette opération est admise aujourd'hui par le plus grand
nombre des chirurgiens, ses indications autrefois discutées
n'ont plus aujourd'hui besoin d'être rappelées et encore
moins d'être défendues. Chacun est convaincu de sa
nécessité dans certains cas déterminés et désormais, on
peut dire qu'elle a sa place marquée dans le traitement
des accidents graves du prostatisme et de certaines
affections de l'arbre urinaire.

Nous n'envisagerons pas les indications de la cystostomie ; le lecteur les trouvera en détail dans la thèse de
Faure [1].

Nous sommes nous-même absolument convaincu de
l'efficacité parfois remarquable de cette opération. M. Poncet nous disait encore dernièrement que les indications de
la cystostomie n'étaient pas changées depuis son mémoire
de 1894 et les succès qu'il obtient sont bien faits pour

[1] Faure, th. de Lyon, 1895.

convaincre les plus incrédules. Parmi de nombreux cas, nous ne voulons citer que l'observation d'un vieillard de quatre-vingt-sept ans, opéré *in extremis*, par notre maître, en état de délire, avec une température de 40 degrés, et qui, dix jours après, avait parfaitement recouvré la santé, heureux de vivre, après avoir passé, disait-il, trois jours dans un autre monde [1]. Ce malade aujourd'hui urine comme tout le monde et chante les bienfaits de l'intervention qui lui a sauvé la vie. En définitive, nous adoptons les indications posées dans la thèse de Faure, mais nous ne les discuterons pas, notre travail ayant un but plus restreint [2].

Il nous a semblé également superflu de reprendre l'historique de cette question qui a suscité de si nombreux travaux dans ces dernières anné's : leur exposé complet se trouve en entier dans la thèse de Loubat [3] parue il y a quelques mois, et nous ne pourrions mieux faire qu'une simple copie de ce travail.

Depuis lors, l'opération de Poncet a été étudiée par M. Helferich, rapporteur du Congrès des chirurgiens allemands, en 1897, à propos du traitement de l'hypertrophie prostatique. Les indications de cet auteur sont, à peu de choses près, les mêmes que celles posées par M. Poncet. Dernièrement enfin, paraissait la thèse de

[1] Poncet, *Soc. Médecine Lyon*, 1897.
[2] Poncet, *Bull. médical*, 1892.
[3] Loubat, th. de Toulouse, 1897.

Rebillard[1] inspirée par M. Poncet et qui a trait à la thérapeutique des prostatiques calculeux.

Nous bornerons là nos citations.

Dans ce travail, nous avons pour but de rechercher quels sont les résultats éloignés de la cystostomie chez les protastiques. Nous précisons encore davantage. Parmi les cystostomisés, on peut distinguer trois catégories : dans la première, la fonction normale se rétablit par l'urètre et le méat hypogastrique se ferme. Nous laisserons de côté cette catégorie (cystostomie temporaire).

Dans une seconde catégorie, nous plaçons les cystostomisés morts dans les six premiers mois après l'intervention. Nous laisserons également ces malades ; les résultats qu'ils devraient nous fournir au point de vue de la fonction de l'urètre contre nature ne seraient pas assez anciens pour permettre des conclusions.

Nous ne retiendrons parmi les cystostomisés que ceux qui ont survécu pendant six mois au moins en gardant une urètre hypogastrique perméable, et encore n'envisagerons-nous que les prostatiques. Notre but, en un mot, se résume à ceci : rechercher quel est le mode de fonction du nouvel urètre chez les prostatiques cystostomisés depuis plus de six mois, dresser le bilan de la nouvelle fonction des prostatiques anciennement cystostomisés, discuter enfin quelles sont les causes anatomiques, physiologiques

[1] Rebillard, th. de Lyon, 1807.

ou même opératoires qui favorisent la continence chez les uns, l'incontinence chez les autres. En dernier lieu, quand l'incontinence subsiste, avons-nous des procédés nous permettant d'obvier dans quelque mesure à cette infirmité ?

Dans un premier chapitre, nous ferons une étude anatomique du méat sus-pubien, du canal hypograstrique, et nous décrirons l'état de la vessie et de la prostate chez les prostatiques anciennement cystostomisés, dont l'urètre contre nature est resté perméable.

Puis nous essayerons l'étude clinique et la classification (chapitre II) de ces malades qui sont continents complets ou incomplets, ou incontinents. Nous donnerons là le résultat de nos recherches sur trente-quatre cystostomisés.

Le chapitre III sera réservé à la discussion des causes qui peuvent influencer la nouvelle fonction. Là, nous aurons à discuter la valeur des différents procédés qui ont été préconisés tour à tour pour favoriser la continence.

Si le méat sus-pubien est incontinent, il est nécessaire de parer à cette infirmité ; aussi décrirons nous dans le chapitre IV les différents appareils employés, en particulier celui que recommande M. le professeur Poncet, pour remédier à l'incontinence. Nous indiquerons alors quels sont les résultats obtenus de cette façon chez les malades les moins favorisés.

DE LA FONCTION

DU NOUVEL URÈTRE

(URÈTRE HYPOGASTRIQUE)

chez les

PROSTATIQUES ANCIENNEMENT CYSTOSTOMISÉS

CHAPITRE PREMIER

ÉTUDE ANATOMIQUE DU NOUVEL URÈTRE CONTRE NATURE

Nous nous sommes suffisamment expliqué sur le but que nous désirions atteindre, pour n'avoir pas besoin de justifier la nécessité de cette étude anatomique. Il est essentiel de bien connaître les diverses dispositions créées par la cystostomie, avant de tenter une explication des modalités variées de la fonction. En d'autres termes, il nous paraît nécessaire de bien connaître l'organe avant d'aborder l'étude de la fonction.

Depuis près de deux ans, nous nous sommes astreint à examiner tous les cystostomisés que nous avons pu rejoindre; nous avons eu l'occasion de pratiquer plusieurs autopsies, soit dans les hôpitaux, soit dans les laboratoires de la Faculté. Enfin, un certain nombre des malades qui nous ont fourni des observations étaient trop éloignés pour que leur examen ait pu être pratiqué, mais alors nous leur avons adressé un questionnaire détaillé qui nous a permis d'avoir des renseignements précis. De nombreux confrères ont eu l'obligeance de nous répondre et nous les en remercions vivement. Nous avons ainsi pu nous établir une opinion que nous allons résumer.

Tout d'abord, nous devons distinguer suivant que l'examen a été pratiqué sur un cystostomisé vivant, ou au contraire après la mort, sur la table d'autopsie. Il est bien évident que les résultats, dans le second ordre de faits, ont un caractère de certitude et de précision, qu'ils ne peuvent pas atteindre dans le premier. Néanmoins, nous croyons devoir étudier minutieusement l'anatomie chez le cystostomisé vivant, et voici pourquoi : en premier lieu, les autopsies des cystostomisés sont rares, nous voulons dire les autopsies des cystostomisés rentrant dans notre sujet, c'est-à-dire ayant subi l'opération depuis plus de six mois. Sans doute un certain nombre meurt, mais loin de l'hôpital, souvent dans des asiles de vieillards, car ils ont presque tous soixante-dix à quatre-vingts ans. Nous en avons retrouvé à l'amphithéâtre, mais sans avoir aucun renseignement sur leur fonction ; si leur observation anatomique est fort intéressante, le défaut de renseignements cliniques enlève toute valeur pratique à ces constatations. En second lieu l'état cadavérique modifie beaucoup certaines propriétés du nouveau canal, fait disparaître sa résistance, augmente son calibre. En somme, nous croyons qu'il est absolument nécessaire d'étudier le cystostomisé vivant ;

l'autopsie servira ensuite à étayer les constatations fournies par l'examen clinique.

1° Sur le vivant, nous nous sommes attaché à fixer,
autant que possible, la forme du méat hypogastrique, le
calibre et la forme du nouveau canal contre nature, sa
direction, enfin l'état de la prostate et de la vessie.

a) Le nouveau méat hypogastrique affecte des formes
variées, qui sont déjà décrites dans la thèse de Bonan[1].
Cet auteur distingue : le *méat à fleur de peau* dans lequel
l'orifice est au même niveau que les téguments voisins,
ou bien fait au-dessus d'eux une légère saillie (voy. fig. 1).

Le *méat ombilical* ou *en entonnoir* dans lequel la
peau est inversée et plonge du côté du ventre.

Le *méat à forme intermédiaire* dans lequel l'orifice
est plus large et peut parfois livrer passage à une hernie
de la muqueuse vésicale.

Cette classification répond à la réalité des faits que nous
avons envisagés. Mais il est une remarque que nous désirons faire immédiatement, c'est que le méat ombilical est
plus rare chez les anciens cystostomisés, alors qu'il est la
règle chez les cystostomisés de date récente. Dans nos
observations, l'opération étant faite toujours depuis plus
de six mois, le méat à fleur de peau est de beaucoup le
plus fréquent, mais il n'est pas cependant constant. Il
nous a semblé que plus on s'éloignait de la date de l'opération, plus le méat avait de la tendance à perdre sa
forme infundibuliforme du début ; volontiers nous admet-
trions un allongement progressif du canal qui relie la
vessie à la peau ; ainsi disparaîtrait le recroquevillement de

---

[1] Bonan, thèse de Lyon, 1902.

la peau causé par le tiraillement en sens opposé du muscle vésical. La figure 1 montre bien cette forme du méat à fleur de peau.

Il existe même dans cette figure une véritable saillie, une sorte de pastille, suivant l'expression de M. Hartmann, au centre de laquelle s'ouvre l'orifice externe du méat hypogastrique (obs. XXXII).

Un second détail, qui a son importance, est le suivant : Toutes les fois que le méat est à fleur de peau ou encore sur une saillie, il existe au pourtour un véritable anneau fort résistant, appréciable aux doigts qui peuvent souvent le saisir ; dans les méats infundibuliformes, au contraire, cet anneau peut exister, mais il est beaucoup plus rare. Ce sont là, nous le répétons, les dispositions les plus fréquentes, mais elles ne sont pas absolues. Nous aurons, dans un instant, l'occasion de reparler de ces dispositions au point de vue de leur rôle sur la continence ou l'incontinence du nouvel urètre.

b) Le nouveau canal hypogastrique présente à considérer son trajet intrapariétal et ses deux orifices cutané et vésical.

A vrai dire, dans certains faits, tous ces éléments sont réunis sur une même circonférence, la vessie s'ouvrant directement à l'extérieur par un simple orifice. Il se reproduit ici la disposition que l'on constate dans les vieilles hernies inguinales, qui deviennent directes par disparition du canal inguinal, avec cette différence cependant que, chez le hernieux, la disposition s'acquiert progressivement, tandis que, chez le cystostomisé, la disposition primitive ne fait que persister. Mais fort heureusement, ces cas forment l'exception, et parmi tous

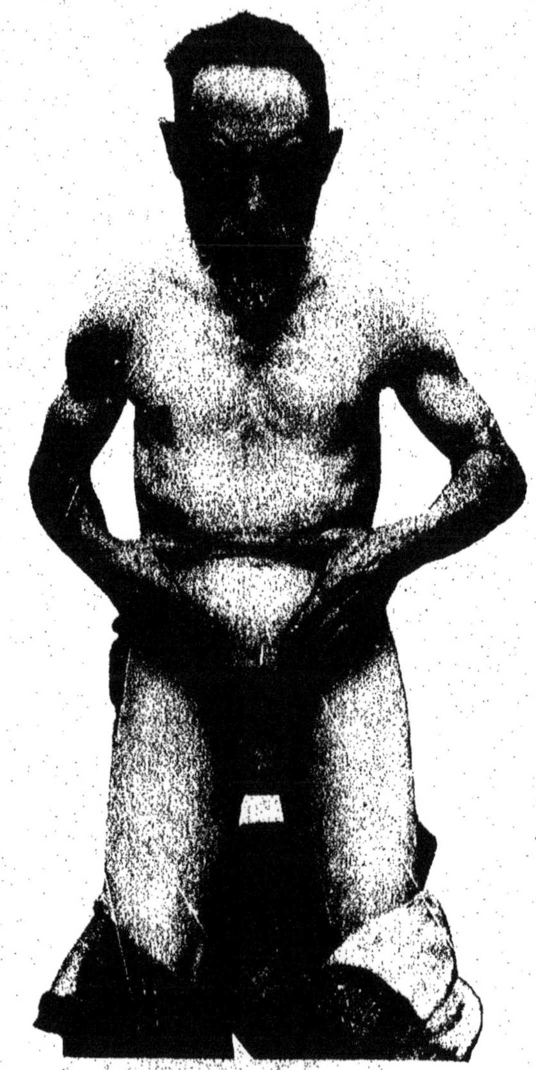

Fig. 1. — Méat à fleur de peau.

nos malades, il en est à peine deux ou trois qui se trouvent dans cette situation.

Ordinairement donc, il existe un véritable canal hypogastrique avec ses deux orifices. Nous avons vu quelle était la forme de l'orifice cutané, mais précisons encore. Dans la plupart des cas, ce méat est situé à 3 centimètres environ au-dessus des pubis, très rarement à plus de 4 centimètres : sa distance des pubis n'a jamais dépassé 5 centimètres dans nos observations. Tantôt punctiforme, quand le méat est à fleur de peau, il devient au contraire infundibuliforme, quand le méat présente deux lèvres latérales, ce qui est une disposition relativement rare. Son diamètre est assez variable ; il oscille entre le diamètre du petit doigt (cas très rares) et celui d'une bougie filiforme ; entre les deux existent tous les intermédiaires qui peuvent, d'ailleurs, varier chez le même sujet sous l'influence de la dilatation ou de l'abandon momentané de la fistule par les urines qui reprennent leur cours normal. Il faut bien savoir, en effet, que le méat hypogastrique a une tendance parfois invincible à la rétraction, que l'on devra souvent combattre par une dilatation sagement conduite, mais facile à exécuter. Depuis la thèse de Bonan, et surtout depuis Lagoutte[1] il est encore démontré que le point le plus rétréci du nouvel urètre est son méat cutané. Nous avons toujours, ou du moins presque toujours, vérifié l'exactitude de cette remarque : dès que la bougie ou la sonde a franchi les premiers millimètres, l'instrument glisse facilement, sans qu'on ait besoin de faire un nouvel effort, jusque dans la vessie. Il ressort de tout ceci que la dilatation

---

[1] Lagoutte, thèse de Lyon, 1894.

s'effectuera ordinairement avec la plus grande facilité, puisqu'elle ne portera que sur les deux ou trois premiers centimètres au maximum. Avant de quitter le méat hypogastrique, il est intéressant de signaler le fait de Charvet : Son malade a deux orifices hypogastriques punctiformes, et tandis que l'un est incontinent ordinairement, c'est l'autre normalement continent qui peut être plus facilement cathétérisé pendant les périodes de rétention. Ce fait bizarre et isolé prouve que les dispositions peuvent être très variées et démontre aussi que la fonction n'est pas absolument dépendante du calibre de l'urètre contre nature (obs. VII).

Le canal proprement dit n'est guère plus fixe que son orifice extérieur. Sa direction générale est oblique de haut en bas et d'avant en arrière ; le point le plus élevé étant situé en avant (orifice cutané) à 2 ou 3 centimètres au-dessus des pubis, le point le plus déclive est alors derrière la symphyse pubienne à 1 ou 2 centimètres au-dessous de son bord supérieur. Voilà la disposition typique pour ainsi dire, celle que recherche l'opérateur lorsque, suivant les conseils de M. Poncet, il incise la vessie aussi près que possible du col, derrière la symphyse. C'est aussi la direction la plus fréquente que nous ayons rencontrée, au moins chez les malades que nous avons examinés et qui tous, de la région lyonnaise, ont été cystostomisés d'après la méthode de notre Maître. Nous avons cependant pu examiner quelques sujets exceptionnels, chez qui la direction du néo-canal était antéropostérieure ou même oblique en haut et en arrière, c'est-à-dire en sens inverse de la direction recherchée. Quelle est la raison de cette exception à la règle ? Il est fort probable que, dans un grand nombre de cas, l'ascension de l'orifice vésical doit être attribuée à l'hypertrophie sans cesse progressive de la prostate qui se développe alors surtout dans le sens de la hauteur. Supposons que l'orifice cutané soit distant de 3 centimètres du bord supérieur des pubis ; supposons que l'incision faite à la vessie près du col se trouve au niveau du bord supérieur des pubis (chez les prostatiques, souvent le col se trouve au ras de la symphyse, voyez fig. 2 et fig. 3) ; il suffira alors simplement que l'hypertrophie continue du côté de la prostate pour que la direction soit changée. Cette pensée n'est pas une simple hypothèse : sur certains malades, on peut sentir la prostate assez grosse pour dépasser le bord supérieur des pubis, appréciable à la palpation bimanuelle comme un utérus fibromateux : chez d'autres cysto-stomisés atteints de cancer de la prostate, on a pu suivre pas à pas l'ascension de l'orifice vésical, à mesure que le volume de la prostate augmentait. Nous accepterons donc cette explication, au moins pour la majorité des faits.

Ordinairement, le trajet est nettement situé dans le plan sagittal et médian ; néanmoins, il présente souvent des changements très légers dans sa direction générale. Dans des cas rares, le nouveau canal devient sinueux, le cathétérisme en est difficile avec des instruments rigides, témoin le malade du Dr Lefèvre (obs. XXII), qui doit user de toute son habileté pour faire pénétrer les divers obturateurs qu'il emploie à travers les sinuosités nombreuses du canal. Mais ce sont là des raretés.

Le canal hypogastrique a un calibre assez constant, à l'inverse du calibre de son orifice cutané, qui a une tendance souvent invincible à la rétraction ; nous voulons dire qu'il persiste toujours avec un certain diamètre. Si,

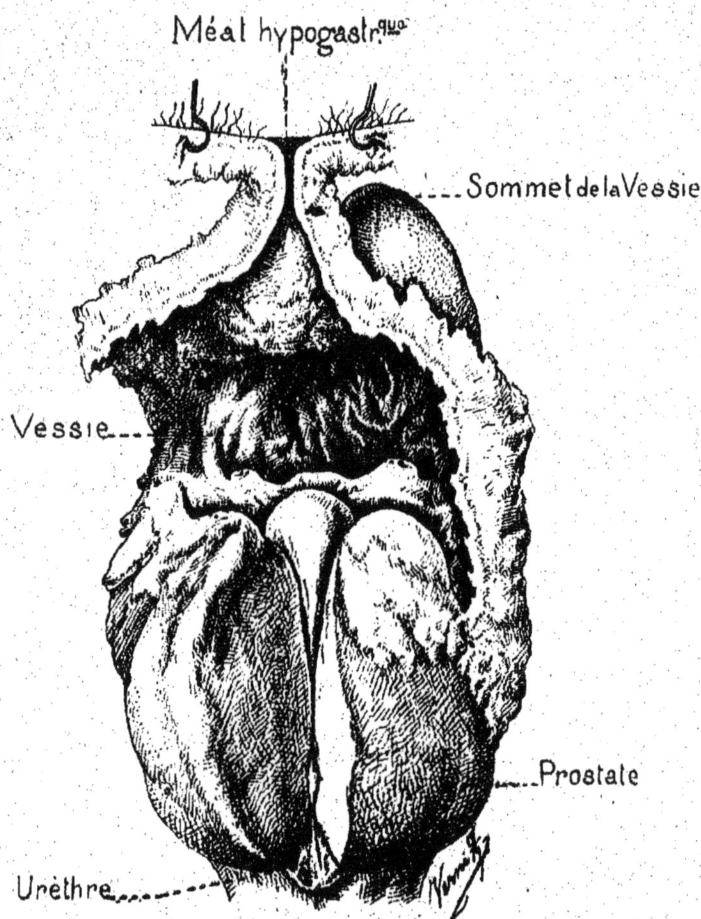

Fig. 2. — L'urètre a été incisé sur sa face antérieure, ainsi que la vessie
jusqu'à l'orifice vésical de l'urètre hypogastrique qu'on a érigné en haut.
On voit donc la face postérieure de la vessie et celle de l'urètre flan-
quée des lobes latéraux et moyens de la prostate très hypertrophiée.
(Obs. XXIX.)

en effet, nous trouvons souvent un méat hypogastrique
filiforme, très resserré, il n'en est plus de même pour le
canal proprement dit. Ordinairement, après la dilatation
du méat hypogastrique, nous pouvons introduire une bou-

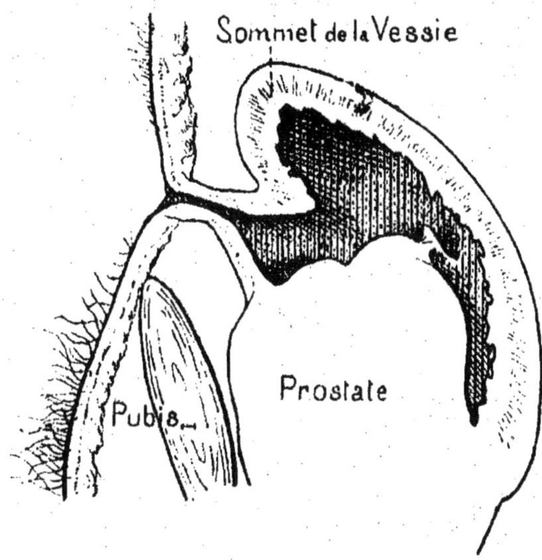

Fig. 3. — Appartenant au même malade (obs. XXIX), représente une
coupe schématique verticale et antéro-postérieure de la vessie et de la
prostate. La coupe de la prostate passe un peu en dehors de l'urètre, afin
de montrer le volume énorme de la prostate dont le bord supérieur
affleure l'extrémité supérieure des pubis. On voit nettement la forme et
la direction de l'urètre contre nature.

gle moyenne n° 10 à 12 dans le reste du canal. Il existe
des canaux hypogastriques plus larges ; il y en a de plus
petits, mais ce calibre est une moyenne fréquente.

Nous avons dit qu'autour des méats petits on retrouvait
presque toujours un anneau très résistant et très épais. Il

on est de même autour du canal hypogastrique ; toujours, il est entouré par un cordon cylindrique, qui peut acqué-rir des dimensions et une puissance plus ou moins impor-tantes. Parfois, et surtout chez les individus maigres, ce cordon est assez résistant pour qu'on puisse le sentir traversant la paroi abdominale sous forme d'une corde dure et fort épaisse. Cet épaississement fibro-élastique péricanaliculaire nous a paru d'autant plus développé que l'anneau circumméatique l'était davantage. Donc, en règle générale, un méat très résistant indique un canal nettement limité ; cette constatation peut être utile chez les sujets gras, pour lesquels un examen détaillé est toujours difficile.

Quelle est la longueur du néo-canal ? Ici nous nous heur-tons à de sérieuses difficultés chez le cystostomisé vivant. Comment, en effet, reconnaître le point précis où la sonde ou la bougie, quittant le canal, pénètre dans la vessie ? Nous devons avouer que bien souvent une solution exacte n'est pas possible. Cependant, après avoir cathétérisé un grand nombre de fistules hypogastriques, après avoir pu vérifier sur le cadavre certaines mesures prises sur le vivant et qui ont été reconnues exactes, nous croyons qu'il est possible, dans bien des cas, de reconnaître la longueur du canal. Il existe, en effet, certaines dispositions de l'orifice vésical, qui facilitent ces recherches, et nous croyons nécessaire de décrire cet orifice vésical avant de donner le résultat de nos cathétérismes hypogastriques.

2° Cette remarque nous amène à étudier les constata-tions faites sur la table d'amphithéâtre.

On peut distinguer alors : un *orifice vésical en forme*

d'entonnoir, par lequel le canal hypogastrique se continue insensiblement avec la muqueuse vésicale. Les figures 2 et 3 appartenant au même sujet (obs. XXIX) en donnent un bel exemple. Il n'y a pas de limites précises et par suite on comprendra les difficultés de la mensuration : *une seconde forme* de l'orifice représenté par une bride saillante formant une limite précise entre le canal et la vessie. Il y a alors, au niveau de cet orifice vésical, un véritable rétrécissement appréciable à la sonde. Dans ces cas, on note un canal hypogastrique avec deux orifices rétrécis : le canal affecte dans son ensemble une forme de barrillet, la partie large correspondant au milieu du canal, les deux parties rétrécies aux deux extrémités vésicale et cutanée. Et de fait, sur le vivant, nous avons pu souvent reconnaître l'orifice vésical, sans doute parce qu'il existait un orifice ainsi bridé limitant nettement la cavité vésicale.

On peut encore reconnaître la longueur du canal hypogastrique à la distance qui sépare l'œil de la sonde du point circonscrit par le méat hypogastrique sur cette sonde, au moment où les premières gouttes d'urine s'échappent.

La longueur du canal hypogastrique atteint des dimensions variant entre 0 et 7 centimètres. Nous avons souvent trouvé 5 à 6 centimètres, rarement plus, chez les cystostomisés anciens de deux à trois ans. A ce propos, il est une remarque que l'on trouve signalée par quelques médecins, c'est l'allongement progressif du canal hypogastrique à mesure que la cystostomie devient plus ancienne. Le malade du Dr Lefèvre (obs. XXII) possède un canal très bien développé, mais qui s'allonge incessamment, nous dit le médecin, depuis six ans. Nous-même avons pu faire la même remarque chez les malades que nous avons suivis; il se produit sans doute un allongement des tissus fibreux périphériques, peut-être aussi une sorte d'invagination progressive de la paroi antérieure de la vessie, qui se trouve attirée peu à peu à travers les plans de la paroi abdominale antérieure. Dans les autopsies de cystostomisés, il est de règle de constater une disparition de la paroi antérieure de la vessie. Évidemment cette disparition, ou tout au moins cette diminution manifeste de la paroi vésicale doit être mise sur le compte de l'attraction vésicale consécutive à l'opération ; mais il semble aussi que la diminution continue plus tard, comme nous croyons l'avoir vu dans les autopsies.

En effet, dans les autopsies récentes, on retrouve encore une paroi antérieure, réduite il est vrai, mais néanmoins constante. Dans les autopsies d'anciens cystostomisés, au contraire, la paroi vésicale antérieure semble avoir disparu. N'est-il pas juste d'attribuer une part de cette disparition à l'attraction des plans vésicaux dans l'intérieur des parois abdominales au fur et à mesure qu'on s'éloigne de la date de l'opération?

Quoi qu'il en soit des explications, le fait subsiste; il y a un canal qui peut atteindre quelquefois une grande longueur, posséder des parois assez épaisses, avec de véritables anneaux à ses deux extrémités. Nous retrouverons plus tard ces dispositions et nous aurons alors à nous demander si elles jouent un rôle quelconque dans la continence ou l'incontinence du cystostomisé.

Que devient la vessie après l'opération de Poncet? Nous disions qu'ordinairement la paroi antérieure disparaissait, en nous appuyant sur le contrôle des autopsies; nous n'y

roviendrons pas. Mais il est utile de reconnaître si, comme
on l'a dit, la cavité vésicale tend à disparaître, si, en un
mot, le réservoir urinaire diminue de capacité progressivement pour aboutir, en dernière analyse, à une atrophie
complète.

Nos recherches, soit à l'amphithéâtre, soit chez les
anciens cystostomisés encore vivants, nous montrent que,
d'une manière générale, cette proposition est parfaitement
juste. Le Dr Lefèvre, qui suit son malade depuis huit ans,
M. Poncet, dans de nombreuses observations, reconnais-
sent le fait, et nous tenons de M. Rochet une opinion
analogue. La vessie des cystostomisés est petite et diminue
donc de capacité. Mais il faut distinguer, à ce point de
vue, les malades qui ont de la continence et ceux au contraire qui accusent une incontinence complète.

Chez les continents, la vessie remplit toujours son rôle
de réservoir urinaire, il reste toujours une capacité vésicale. La même observation s'applique aussi bien aux
malades, qui urinent totalement par la fistule hypogastrique qu'à ceux qui urinent en même temps par la verge
et par la fistule hypogastrique.

Chez les incontinents complets, la vessie se ratatine
rapidement et n'apparaît bientôt plus que sous l'aspect
d'un globe gros comme un petit poing et fortement con-
tracté. Cette remarque a déjà été faite; nos autopsies ne
font que la confirmer.

Cette rétraction vésicale progressive, préjudiciable
parce qu'elle tend à supprimer un réservoir utile, possède
cependant un avantage sérieux, celui de supprimer en
grande partie la profondeur du bas-fond vésical. En effet,
chez les cystostomisés, on constate ordinairement une dimi-

nution dans la profondeur du cul-de-sac rétro- prostatique
sinon une disparition à peu près complète, et cela surtout
chez les incontinents. De la sorte, il semblerait que ce
phénomène heureux dût empêcher la formation des calculs,
que quelques auteurs incriminent comme un des inconvénients de la cystostomie. Nous n'avons nulle autorité pour
prendre parti dans le débat sur cette formation de calculs :
nous dirons simplement que, sur cinq autopsies de vieilles
cystostomies, nous n'avons pas trouvé de pierres vésicales ;
d'autre part, les nombreux malades que nous avons examinés n'en présentaient aucun symptôme, bien que l'opération de Poncet eût été pratiquée depuis longtemps. Par
contre, nous avons vu plusieurs fois des pierres vésicales
phosphatiques chez les prostatiques traités par la sonde.
Est-ce l'expression de la vérité; n'est-ce qu'une coïnci-
cidence ? Dans nos trente-quatre observations, on ne trouve
que trois fois la formation secondaire de calculs.

On a pu discuter autrefois sur l'influence de la cystostomie vis-à-vis de l'hypertrophie prostatique. Aujourd'hui
la question est jugée par de nombreux travaux. Parfois
la prostate momentanément congestionnée est heureusement influencée par l'opération de Poncet, et la décon-
gestion consécutive permet vite le retour aux fonctions
normales. Mais dans les hypertrophies scléreuses, avec
déformation, allongement du canal, la cystostomie n'a
aucun effet au moins apparent sur le volume de la glande.
Depuis longtemps déjà nous savons, et notre ancien collègue Lagoutte a déjà insisté sur ce point, que le méat
hypogastrique reste perméable quand la prostate garde
un volume exagéré. En d'autres termes, la fonction natu-
relle se rétablit toutes les fois que le canal normal ne

présente plus trace d'obstruction, tandis que le méat
hypogastrique persiste, au contraire, quand l'urètre n'est
plus capable de reprendre sa fonction normale. Si l'on
examine les prostates des anciens cystostomisés avec urètre
hypogastrique perméable, on voit que ces glandes ont
toutes un volume exagéré; toujours nous avons pu faire
cette constatation soit dans nos autopsies, soit à l'examen
des malades. Les prostates sont parfois énormes, atteignant un volume de deux poings, dépassant le pubis et
donnant parfois au toucher rectal combiné à la palpation
abdominale l'illusion d'un utérus fibromateux. Les figures 1 et 2 sont fort instructives à cet égard. La nature,
pour ainsi dire, fait une sélection parmi les cystostomisés,
guérissant ceux qui peuvent encore accomplir la miction
normale, donnant, au contraire, à ceux qui ont un canal
impropre à la fonction, une soupape de sûreté qui est le
méat hypogastrique. Tous nos malades qui sont, nous
l'avons déjà dit, des cystostomisés de date ancienne ayant
conservé un méat hypogastrique perméable, gardent une
grosse prostate, comme on pourra le constater à la lecture
des observations. Ainsi se trouve confirmée l'opinion
émise par M. Poncet, depuis longtemps déjà.

Voici une observation fort instructive recueillie dans le
service de M. Jaboulay : ce chirurgien a vu, il y a quelques
mois, un homme de soixante-deux ans qui avait présenté,
dans son enfance, une fistule ombilicale urinaire par persistance anormale de l'ouraque. A partir de l'âge de trois
mois, la fistule semblait s'être oblitérée et dans tous les cas
n'avait jamais plus offert le plus léger suintement. Il y a
deux ou trois mois, un accès de rétention se déclare par
cnogestion prostatique : aussitôt l'urine suinte par la fistule

ombilicale qui n'était donc pas oblitérée. Ce cas pathologique montre bien le rôle de la prostate et celle de la soupape de sûreté anormale, analogue au méat hypogastrique. C'est une véritable expérience à très longue échéance et nous remercions vivement M. Jaboulay de nous l'avoir communiquée. Le malade a subi, il y a deux mois, à la suite de cet accès de rétention, la double résection des canaux déférents; aujourd'hui M. Jaboulay trouve la prostate moins grosse; néanmoins la fistule urinaire ombilicale continue à livrer passage à une partie des urines.

Il est intéressant de signaler, outre cette hypertrophie persistante de la prostate, la coexistence constante, dans les autopsies, des déformations de l'urètre. Toujours l'urètre prostatique est coudé, dévié ou rétréci et souvent considérablement allongé : nous avons vu l'urètre prostatique d'un cystostomisé, dont l'appareil urinaire est représenté dans les figures 1 et 2, atteindre une longueur de 10 centimètres; dans un second cas, le même urètre prostatique atteignait 8 centimètres de longueur. A l'opposé, nous avons autopsié, il y a quelques mois un homme de quatre-vingts ans qui avait subi une cystostomie en 1889 pour rétention prostatique; or, chez cet individu, la fistule hypogastrique s'était rapidement oblitérée et le fait ne nous étonna pas, quand nous trouvâmes une prostate de moyen volume et n'ayant pas amené les déformations urétrales. Donc, les cystostomisés qui gardent un méat hypogastrique perméable[1] (ce sont ceux que nous étudions) ont toujours une grosse prostate avec déformation de

---

[1] Lagoutte, thèse de Lyon, 1894.

l'urètre normal, et nous répétons que cet état anatomique
de l'ancien urètre est la vraie cause de la persistance du
méat hypogastrique.

Nous avons vu les dispositions générales du nouveau
canal, etc., mais est-il permis aujourd'hui d'étudier sa
structure intime? Cette étude a été ébauchée par nos
prédécesseurs et nous avions l'intention de la reprendre
au moyen des pièces que nous avons eues entre les mains.
Mais les examens de ces pièces datant de quarante-huit
heures ne devaient pas être concluants et ne nous permettent pas de résoudre la nature histologique des parois
canaliculaires nouvelles. Ici nos recherches concordent
absolument avec celles de Lagoutte. Toutes les fois que le
néo canal existe, on le trouve tapissé par une muqueuse
plus ou moins analogue à la muqueuse vésicale ; en avant
cette muqueuse est séparée de la peau par une véritable
ligne de démarcation que l'on peut comparer à la ligne de
séparation de la muqueuse labiale et de la peau de la face ;
en arrière, ordinairement confusion complète de cette
muqueuse endocanaliculaire avec celle de la vessie dont elle
n'est, d'ailleurs, qu'un prolongement. Autour, existe l'anneau fibro-élastique que nous avons signalé, ordinairement
plus épais au niveau du derme cutané, c'est-à-dire autour
du méat hypogastrique. Y a t-il dans cet anneau ou plutôt dans ce cylindre fibro-élastique une couche de fibres
musculaires formant un rudiment de sphincter? Grave
question, d'ailleurs fort discutée, les uns ayant la prétention de former un sphincter par des procédés spéciaux, les
autres prétendant que cette espérance est purement chimé-
rique. Boutan a bien rapporté une observation d'existence
d'un sphincter musculaire, mais le patient était mort cinq

jours après la cystostomie : il n'est donc pas prouvé que le sphincter existe après plusieurs mois.

Nous terminerons en disant que, si l'existence de quelques fibres musculaires dans l'anneau fibro élastique est possible et même probable, ce n'est pas jusqu'à ce jour un fait démontré même après les opérations de cystostomie idéale (Wassilioff, Delagénière)

CHAPITRE II

FONCTION DU NOUVEL URÈTRE SUS-PUBIEN
RÉSULTATS DE NOTRE STATISTIQUE

Après avoir étudié, aussi minutieusement que possilbe la disposition anatomique créée par l'opération de Poncet, il vient naturellement à la pensée de chercher quel est le rôle de l'urètre contre nature, au point de vue de l'évacuation des urines. Nous essayerons d'approfondir, dans les lignes suivantes, la physiologie de la miction après la cystostomie, chez les prostatiques qui gardent un méat hypogastrique perméable (cystostomie permanente de M. Poncet) au moins depuis six mois.

Les limites étant ainsi tracées, on peut diviser les opérés en trois catégories principales :

1° Les malades incontinents;

2° Les malades qui retiennent partiellement leurs urines ;

3° Les malades continents.

Cette division est celle qui est adoptée par M. Poncet depuis 1892[1] par Bonan et par Lagoutte dans leurs thèses. Elle est fort juste et facilement comprise par tous et permet d'y faire rentrer les cas les plus variés ; car il faut

[1] Poncet, *Bull. méd.*, 1892.

bien le dire, autant d'urètres sus-pubiens, autant de fonctions différentes. Nous avons vu que l'urètre contre nature
avait des dispositions très différentes, il n'est donc pas
étonnant que la miction soit variable dans les mêmes proportions. En somme, il y a deux catégories principales :
les continents, les incontinents ; entre ces malades, existe
toute une série intermédiaire, qui forme notre second
groupe : les continents partiels.

Ce chapitre est tout entier puisé dans les travaux de
MM. Poncet et Lagoutte et dans nos observations. Nous
donnerons, en le terminant, les résultats de notre statistique au point de vue de la continence et de l'incontinence
portant sur trente-quatre observations.

1° Parlons d'abord des *malades incontinents*, puisque
tout cystostomisé est voué à cette situation pendant un certain temps ; l'incontinence du début est, en effet, le but de
l'opération, au moins dans la majorité des faits, puisqu'elle
seule met au repos une vessie infectée et assure un drainage
de quelques jours à cet organe rempli de pus et que l'on a
souvent comparé à un abcès.

Combien de temps dure cette période d'incontinence du
début par laquelle passent les opérés ? Certains malades
restent toujours incontinents ; chez ceux, au contraire, qui
deviendront continents, cette période est relativement très
courte et varie de quarante jours à quatre mois environ.
Voici les principales données fournies par nos observations.
L'un de nos malades (obs. XXX) gardait déjà ses urines
quarante jours après la cystostomie. M. Diday (obs. XXV)
possédait, trois mois après, une continence parfaite et sa
situation était telle qu'il écrivait alors le plus magnifique
plaidoyer en faveur de la cystostomie, avec une verve et

un entrain qui lui étaient personnels, il est vrai, mais qui témoignent cependant, avec la plus grande évidence, des bienfaits de cette intervention chez un excellent juge en la matière. Nous voyons dans une de nos plus belles observations (XXIX), la continence du méat hypogastrique apparaître dès la fin du second mois, pour rester parfaite pendant plus de cinq ans. Le même résultat est signalé dans l'observation XXXIII. Le malade du D' Roudet était continent au bout de trois mois (obs. XXI); celui du D' Guillemot, de Thiers, au bout de quatre mois (observation XXIV). Nous arrêtons là les exemples ; les autres ne nous apprendraient pas autre chose, et nous passons aux vrais incontinents, c'est-à-dire, ceux qui ne recouvrent jamais la faculté de garder leurs urines.

Le phénomène qui caractérise cette incontinence sera pour nous l'absence de mictions. Cette remarque peut paraître paradoxale ; mais néanmoins, il nous semble qu'elle méritait d'être rappelée, afin de pouvoir distinguer par un caractère nettement tranché, les incontinents vrais que nous étudions, des continents partiels et des faux incontinents que nous retrouverons dans un instant.

Donc, chez les malades incontinents, l'urine s'écoule au dehors par la fistule hypogastrique au fur et à mesure de son arrivée dans la vessie qui semble avoir perdu complètement sa capacité. Jamais il n'y a retenue de l'urine, jamais de mictions par la verge ou par le méat hypogastrique. Mais il est cependant une distinction fort utile à poser : tandis que certains malades ont été dès le début incontinents pour garder cette situation pendant toute leur vie, d'autres, au contraire, ont eu quelque temps après la cystostomie un certain degré de continence, mais cet état a dû être transformé en incontinence à cause des accidents qu'il engendrait.

Les premiers malades sont incontinents du fait de l'opération, sans doute à cause de certaines dispositions anatomiques que l'opérateur a été impuissant à modifier ou à diriger. Nous reviendrons là-dessus.

Les seconds malades ont de l'incontinence, parce que le chirurgien cherche à l'établir lui même, jugeant que la continence amène des accidents graves préjudiciables à la santé du malade. Pour nous résumer nous dirons, que dans le premier cas, l'incontinence existe malgré l'opérateur, et que, dans le second cas, elle existe parce que le chirurgien l'établit et la maintient par divers moyens.

Quelles sont les indications de cette incontinence cherchée ? Ce sont, tout d'abord, les mictions douloureuses ; nous connaissons un malade qui, après avoir réclamé énergiquement la fermeture de l'orifice hypogastrique qu'on n'avait pas jugé à propos de pratiquer, revint quelques mois après, alors qu'il urinait ordinairement par la verge, demander qu'on élargît la fistule hypogastrique, à cause des violentes douleurs causées par les mictions. D'autres fois, une cystite nouvelle indiquera la nécessité d'une incontinence, chez les individus menacés d'une extension du processus infectieux dans les voies urinaires supérieures. La formation de calculs dans la vessie, une récidive des calculs que l'on enleva pendant une première intervention commanderont également un drainage nouveau et prolongé du réservoir urinaire.

Deux procédés sont à notre disposition pour rétablir l'incontinence : la dilatation et le débridement à l'instrument tranchant. La dilatation ne convient guère aux cas que nous venons de passer en revue ; faite avec une sonde, elle sert plutôt à maintenir une continence partielle ou totale qu'à reproduire une incontinence. On devra donc préférer l'instrument tranchant, débrider la fistule de haut en bas. et ajouter une incision transversale ; en définitive, faire une incision de débridement en forme de croix, afin d'éviter une coarctation trop rapide des lèvres de la plaie. Dans les jours qui suivront, il est fort important de pratiquer des cathétérismes de la fistule pour maintenir l'élargissement du nouveau canal. Le malade de l'observation X a subi cette intervention; l'incontinence persiste depuis et le patient a été à l'abri de nouveaux accidents. Il en est de même dans l'observation XV.

Les malades qui ont une incontinence complète sont naturellement soumis à tous les inconvénients d'une infirmité à laquelle on peut remédier du reste, au moyen d'appareils appropriés. Nous reviendrons plus tard sur la cause de l'incontinence et sur les différents instruments qui ont été proposés pour permettre aux patients de vivre avec leur nouvelle infirmité.

Il nous semble que nous pouvons ainsi classer les variétés d'incontinence : 1° l'incontinence passagère du début; 2° l'incontinence définitive qui comprend deux classes : *a)* l'incontinence qui persiste malgré l'opérateur : *b)* l'incontinence établie par le chirurgien dans un but déterminé.

2° *Cystostomisés avec incontinence partielle* (obs. I à obs. VIII).

a) Comme transition entre cette catégorie et la précédente, on peut signaler tout d'abord ces malades qui, continents le jour, deviennent incontinents la nuit, et inversement.

Le malade de l'observation III en est un fort bel exemple. Dans la position horizontale, il conserve complètement ses urines et ses draps ne sont pas mouillés la nuit. Il éprouve le besoin d'uriner, se lève, urine par la fistule hypogastrique et le jet sort alors projeté à une certaine distance. Pendant le jour, au contraire, l'incontinence est complète; les urines s'écoulent, sans que le sujet s'en aperçoive, dans l'appareil qu'il porte constamment. D'après nos propres observations, il est assez fréquent de voir cette alternance de la continence et de l'incontinence chez le même malade, suivant la position, et il nous a semblé que, dans ces cas, la continence était, d'une façon générale, toujours plus marquée dans le lit.

b) Nous retrouvons encore, dans cette classe d'incontinents partiels, ces malades qui ont des mictions, mais des mictions si fréquentes par le nouvel urètre, qu'elles se répètent toutes les dix minutes ou tous les quarts d'heure. Ces malades sont obligés d'avoir un appareil pour ne pas être souillés constamment et se trouvent ainsi dans la situation des incontinents vrais. En réalité, ce sont de faux incontinents, puisqu'ils ont des mictions. Ils peuvent être comparés, à juste raison, à ces malades atteints de cystite intense qui se trouvent constamment baignés dans leurs urines, parce que les contractions vésicales sont si impérieuses, qu'elles ne leur permettent plus d'y résister : ces malades sont des faux incontinents et ceux que nous avons en vue sont dans une position identique. Ce sont les faux incontinents hypogastriques. Ordinairement, ces prostatiques ont de la cystite et la fausse incontinence diminue

ou même disparaît pour faire place à la continence, quand
un traitement vésical bien conduit a guéri la cystite.

c) Quelquefois cette situation arrive tardivement chez
des cystostomisés, qui sont restés longtemps continents et
très privilégiés à ce point de vue, et chez lesquels nous ne
pouvons pas invoquer la cystite. Nous avons vu dans notre
premier chapitre que, chez les opérés, la vessie avait de la
tendance à perdre peu à peu sa capacité. Tel malade
qui, immédiatement après l'intervention et pendant deux
ou trois ans urinait régulièrement toutes les trois ou quatre heures, voit peu à peu le nombre des mictions augmenter; ce fait est dû à la rétraction vésicale progressive,
et il est bien évident que plus le réservoir est petit, plus
les mictions doivent être fréquentes; de là, quelquefois,
mais rarement une nouvelle variété de fausse incontinence, lorsque les mictions doivent être satisfaites toutes
les dix minutes environ. Cette catégorie de faux incontinents est exceptionnelle. Nous rappelons, en effet, que,
chez les malades continents, la vessie subit une rétraction
moindre que chez les incontinents. Chez ces derniers, la
capacité du réservoir urinaire peut tomber à zéro, tandis
que, chez les premiers, cette disposition est plutôt théorique, nous devons ajouter que nous n'avons pas observé
des malades devenus complètement incontinents après
avoir été continents parfaits, sauf les cas signalés plus
haut d'intervention itérative pour calculs, cystite, etc.

Chez les malades continents, voici ce que l'on observe
ordinairement, après quelques années. La vessie étant
rétractée, les mictions sont plus fréquentes; elles deviennent nécessaires toutes les heures, parfois toutes les
demi-heures. L'urine est retenue environ une heure ou

une demi-heure, puis elle s'échappe dès lors par la fistule hypogastrique. En somme, ces sujets ont une période de continence assez courte, suivie d'une période d'incontinence; en pratique, ces malades doivent être considérés comme des incontinents.

Au bout de combien d'années la continence parfaite disparaît-elle au grand désespoir du malade? Nous ne pouvons pas fixer de limites précises. Mais nous devons faire deux remarques consolantes : la première, c'est que tous les malades continents ne sont pas fatalement voués plus tard à l'incontinence; la seconde, c'est que l'incontinence, quand elle survient, est ordinairement fort tardive et n'arrive au plus tôt que vers la cinquième ou sixième année après la cystostomie.

d) Nous arrivons à la catégorie la plus fréquente des cystostomisés avec incontinence partielle. Ces malades ont des mictions qui peuvent être plus ou moins rapprochées et se faire par la verge ou par la fistule hypogastrique ou par les deux canaux à la fois ; ils gardent donc une certaine quantité d'urine et la vessie, chez eux, subsiste en tant que réservoir. Mais ils présentent cette particularité de perdre une partie de leurs urines, dès qu'ils veulent retarder les mictions au delà d'un certain temps. Tant que la quantité de liquide contenue dans la vessie n'est pas trop considérable, la pression est peu élevée et le liquide n'a aucune tendance à s'échapper; mais dès que cette pression augmente au delà de certaines limites, la barrière est vite franchie l'urine s'écoule constamment et suinte par l'uretère contre nature. Il nous a semblé cependant qu'un certain nombre de ces malades, bien qu'ils eussent de l'incontinence au bout d'un certain temps, ne perdaient pas cependant dès lors toutes les urines sécrétées. En effet, si ces sujets urinent au bout d'une heure, alors qu'ils ont de l'incontinence à partir de la première demi-heure, la quantité d'urine recueillie dans leur miction est plus considérable que s'ils avaient uriné au bout de la première demi-heure. On peut comparer cette incontinence à l'incontinence par regorgement, dans laquelle on voit souvent la vessie se dilater de plus en plus, bien qu'il y ait un suintement urétral continu.

Quoi qu'il en soit, les cystostomisés, avec incontinence partielle de cette nature, emploient différents moyens et des plus variés, suivant leur imagination et probablement aussi suivant leurs aptitudes et leurs moyens pécuniaires, pour parer à cette incontinence. Les uns portent un appareil du modèle que nous décrirons tout à l'heure ; d'autres obstruent leur orifice avec des chevilles en ivoire ou en os, etc. ; d'autres tiennent leur vessie constamment vide, en urinant dès que le liquide commence à suinter au niveau de l'orifice hypogastrique ; les derniers, enfin, ce sont les plus nombreux dans la clientèle hospitalière, maintiennent un simple linge économique sur leur hypogastrie, pour arrêter l'urine et ne pas trop souiller leurs vêtements ; pour des motifs pécuniaires, ils n'ont pas d'appareil.

Ces malades urinent donc toutes les demi-heures, toutes les heures, quelquefois toutes les deux heures. Bien qu'ils aient de l'incontinence, ils gardent cependant une certaine quantité de leurs urines dans la vessie ; ils ont des mictions, et c'est ce qui les distingue des incontinents proprement dits et les rapproche des malades continents. La physiologie de leurs mictions est analogue à celle des mictions chez ces derniers malades; nous signalons simplement, pour y revenir plus tard, la miction au moyen d'une sonde introduite dans le canal hypogastrique, la miction faite entièrement par le méat hypogastrique ou, au contraire, par l'urètre normal, ou enfin, par les deux urètres à la fois.

e) Jusqu'ici les patients avec incontinence partielle, tels qu'ils ont été décrits, n'étaient en pratique que des incontinents, favorisés, il est vrai, mais néanmoins des infirmes obligés de supporter le suintement au moyen de différents appareils ou de l'atténuer par certains subterfuges plus ou moins ingénieux. Certes, beaucoup sont dans une situation privilégiée, vis-à-vis des incontinents, parce qu'ils peuvent souvent remédier très facilement à l'incontinence, tel le malade du D' Lefèvre (obs. XXII) qui arrive à obturer sa fistule par une simple cheville en ivoire. Les vrais incontinents ne s'en tirent pas à si bon compte.

Mais il est une dernière catégorie de cystostomisés avec incontinence partielle qui jouit d'une situation encore meilleure et qui établit la transition, l'intermédiaire entre les incontinents partiels et les continents. Chez ces malades, la continence de l'urètre contre nature est normalement parfaite; bien plus, les mictions se sont rétablies par la verge, comme si l'orifice hypogastrique était devenu inutile. Un jour survient, sous l'influence d'une cause congestive, de la difficulté de la miction par la verge; aussitôt l'urine s'écoule par le méat anormal, qu'elle avait momentanément abandonné; parfois le médecin ou le malade lui-même utilisent cette voie pour vider une vessie qui n'a pas subi cette distension, grâce à la présence de l'orifice supplémentaire. Dans ces cas, qui sont relativement rares, l'orifice hypogastrique joue le rôle d'une soupape de sûreté qui fonctionne à certains intervalles plus ou moins rapprochés, tantôt à certaines heures de la journée, tantôt seulement une ou deux fois par mois ou même seulement deux ou trois fois par an. Que l'urètre contre nature fonctionne plus ou moins souvent, il n'en est pas moins vrai que son importance est grande dans les accès de rétention futurs et que son existence permet l'évacuation des urines, évitant au malade les dangers d'une intervention et les souffrances intolérables des rétentionnistes aigus. Nous allons revenir sur ces malades (Voy. p. 27 la belle observation de M. Jaboulay.)

Au total, et si nous voulions classer les malades avec incontinence partielle, nous adopterions la division suivante :

1° Les malades continents ou incontinents suivant les moments, la position, etc. ;

2° Les faux incontinents qui ont des mictions fréquentes par cystite, etc. ;

3° Les incontinents tardifs par rétraction vésicale (anciens continents);

4° Les continents partiels qui ont une période de continence plus ou moins longue (une demi-heure à une heure) suivie d'une période d'incontinence;

5° Les malades continents qui voient momentanément leur urètre contre nature entrer en fonction, à la suite d'un accès de rétention : soupape de sûreté.

Cette division est très arbitraire, nous en convenons. La classe des incontinents partiels comprend, en effet, des cas intermédiaires entre les deux autres catégories : on y trouvera donc des continents ordinaires à côté de malades possédant des mictions hypogastriques, et cependant semblables pratiquement à de vrais incontinents hypogastriques. Cette catégorie des continents partiels est basée, nous le répétons, sur la constatation d'une incontinence plus ou moins accentuée chez un cystostomisé qui a des mictions véritables. On comprendra qu'il nous est impossible d'établir des limites plus tranchées entre les continents partiels et les deux autres catégories.

En résumé, la classe des continents partiels est composée de types intermédiaires très variables ; nous ne nous dissimulons pas que certains cystostomisés pourront rentrer dans deux catégories les plus rapprochées, suivant qu'on les envisage à diverses périodes de leur existence. Pour citer des exemples, nous rappellerons que les malades continents parfaits, signalés en dernier lieu, deviennent parfois incontinents par le mécanisme signalé de la soupape de sûreté ; de même, les malades incontinents peuvent devenir continents partiels sous l'influence de certaines conditions, telles que la station debout, etc.

3° *Cystostomisés avec urètre contre nature continent.* — Ce sont les malades les plus intéressants, les plus favorisés, puisqu'ils recouvrent la faculté éminemment précieuse de garder leurs urines et de les évacuer, pour ainsi dire à volonté, double condition qui leur permet de satisfaire à leurs devoirs sociaux et de reprendre la vie commune. Il s'en faut cependant que tous ces malades soient dans la même situation au point de vue de la fonction, comme nous allons le voir. Mais d'ores et déjà, nous tenons à poser en principe, nous appuyant sur nos observations, que cette catégorie de malades existe réellement

et que nous en avons des exemples indiscutables. Il était
nécessaire, croyons-nous, de répéter cette affirmation en
présence des doutes qui ont été émis par des chirurgiens
autorisés, en particulier par M. le professeur agrégé
Lejars [1].

a) Parmi ces postatiques, les uns recouvrent la faculté
d'uriner par la verge ordinairement ; nous avons signalé
cette catégorie. Deux observations du Dr Delagenière,
du Mans, rentrent dans cette classe (obs. XXVII et
XXVIII). Ces malades retrouvent en définitive la miction
normale et ressemblent aux malades qui bénéficient d'une
fermeture du méat hypogastrique ; mais ils ont un avantage incontestable si des accidents de rétention survien-
nent, car leur fistule hypogastriqu joue le rôle de soupape de sûreté, permet l'évacuation du trop-plein vésical ;
la prostate se décongestionne ainsi très vite ; l'urine, au
besoin, peut être évacuée par un cathétérisme facile de
l'urètre hypogastrique. En somme, leur situation est
l'idéal, on peut le dire, puisqu'elle supprime les dangers
des nouvelles rétentions chez des prostastiques voués à
de nombreux accidents, en assurant néanmoins les avantages de la fonction normale.

Il faut sans doute des conditions toutes particulières
pour amener un tel résultat. De fait, ces cas sont rares et
nous n'en possédons que trois ; si l'on se souvient de la
véritable cause de la persistance de la fistule hypogastrique, on comprendra aisément la véritable raison de
cette rareté. C'est, nous l'avons vu, l'obstacle prostatique
qui règle la persistance ou l'oblitération du nouveau

[1] Lejars, *Clin. chir.*, Paris, 1895.

méat. En conséquence, l'obstacle prostatique est-il considérable? il empêchera la fermeture du nouvel urètre et en même temps rendra difficile le retour à la miction par l'ancien urètre, puisque c'est précisément la difficulté de la miction urétrale qui provoque la persistance de la fistule ; il y a là un véritable cercle vicieux. La prostate, au contraire, est-elle rapidement revenue à des dimensions normales? ordinairement, le méat hypogastrique se ferme rapidement.

Si cette règle était toujours vraie, les malades que nous signalons ne devraient donc pas exister. Cette objection ne peut pas nous arrêter. Nous expliquerons ces cas anormaux par l'existence probable d'une disposition spéciale qui nous échappe; nous ajouterons même que la rareté de ces faits est une preuve de plus en faveur de la théorie de l'obstacle prostatique.

b) Un certain nombre de cystostomisés possèdent la faculté d'uriner ordinairement par la verge et en même temps par leur méat hypogastrique.

Nous possédons trois malades dans cette situation (obs. XXX, XXXII, XXXIII). Celui de l'observation XXXIII retient ses urines pendant une heure et demie environ ; la miction se fait presque toujours en entier par le méat hypogastrique, quelquefois par l'urètre et la fistule tout à la fois, jamais complètement par la verge.

Le malade de l'observation XXXII peut garder ses urines assez facilement pendant trois ou quatre heures; la miction se fait alors surtout par l'urètre contre nature; le jet atteint une longueur de 30 à 40 centimètres et cette longueur est suffisante pour que les vêtements ne soient pas souillés (voy. fig. 1).

Enfin, le dernier (obs. XXX) urine un peu par la verge, mais le plus souvent par le méat abdominal. La miction se fait facilement, le jet atteint 20 centimètres; chaque fois que le malade va uriner, il en est averti par une sensation absolument analogue au besoin d'uriner normal. Les urines sont retenues ordinairement pendant trois heures et cet état dure depuis plus de trois ans.

Ces malades, comme on le voit, utilisent surtout la voie hypogastrique. L'urètre est bien perméable, mais cette voie est difficile, souvent obstruée et ne joue qu'un rôle secondaire dans l'évacuation des urines. Les mictions sont plutôt hypogastriques, tandis que, dans la catégorie signalée immédiatement avant, les mictions étaient plutôt urétrales.

c) Nous arrivons à notre dernière classe de malades continents ; nous voulons parler de ceux qui ne recouvrent pas la miction urétrale. Sans doute, parmi eux, on en trouvera qui ont parfois des velléités de miction par la verge ; mais le fait est tellement exceptionnel chez eux, qu'il mérite seulement d'être signalé. Ces cystostomisés gardent leurs urines, et, quand la miction se produit, les urines s'écoulent en totalité par voie hypogastrique. Nous possédons six observations de ce genre.

Mais, au point de vue fonctionnel, il est nécessaire de faire une distinction capitale et fort importante. Certains de ces continents urinent spontanément par le méat anormal absolument comme le fait un homme sain par l'urètre normal, sans le secours d'aucune sonde ; c'est là l'idéal, mais nous ajouterons qu'il est rarement atteint. L'observation XXIX est absolument typique, fort instructive et si belle qu'on aurait peine à l'admettre, si elle n'avait pas été contrôlée soigneusement. Cet homme, pendant plus de trois ans, affirmait qu'il gardait ses urines trois ou quatre heures ; il urinait, quand il en éprouvait le besoin, par son méat hypogastrique, aucune goutte ne s'échappait par la verge. Dans l'intervalle des mictions, il n'y avait pas d'incontinence, si petite fût-elle ; le jet était fort, projeté à un mètre environ ; les vêtements n'étaient jamais souillés. L'état général excellent permettait les travaux les plus pénibles. Cet homme est malheureusement mort d'affection tuberculeuse de la colonne et des poumons : son appareil urinaire était sain, mais la prostate présentait un volume énorme, comme une grosse orange. Cette constatation fait comprendre l'impossibilité du retour de la miction par l'urètre (voir fig. 2 et 3).

Les autres malades ont bien parfois des mictions spontanées, mais ordinairement ils emploient une sonde pour vider leur vessie. Les observations (XXI, XXII, XXIII, XXIV, XXV) en sont des exemples. M. Diday a raconté lui-même la manière dont il vidait sa vessie avec une sonde métallique droite, toutes les fois qu'il éprouvait le besoin d'uriner. Le malade du Dr Guillemot, après avoir eu des mictions spontanées par voie hypogastrique, fut obligé de recourir à l'emploi de la sonde ; les urines étaient gardées environ quatre ou cinq heures. Il se félicitait de son infirmité qui lui rendait l'existence possible exempte de douleurs et lui permettait une activité relative, malgré son âge avancé.

Pourquoi cette différence dans la miction, chez les malades qui n'urinent plus du tout par l'urètre normal ? Nous croyons que les causes en sont multiples. Il nous a semblé cependant que les mictions spontanées existaient surtout

quand l'urètre contre nature possédait un calibre suffisant;
quand ce néo-canal, au contraire, est très long, irrégulier,
rétréci, la miction spontanée est difficile, le malade est
contraint à l'usage de la sonde.

Cette remarque nous conduit naturellement à l'étude de
la dilatation du canal hypogastrique, pour maintenir sa
perméabilité et permettre l'évacuation régulière des urines; nous savons, en effet, qu'au bout de quelques mois, la
lumière du nouveau canal a une tendance manifeste à se
rétrécir, condition souvent très défavorable pour le patient.
Aussi doit on s'y opposer par le moyen de la dilatation.
Celle-ci sera ordinairement très facile, indolore, pourra
être pratiquée par le malade lui-même (obs. XXXII). Elle
sera faite, soit au moyen de sondes ordinaires, soit encore
avec un clou en ivoire ou bien avec une sonde rigide et
droite, et devra être répétée tous les deux ou trois jours,
ou seulement tous les quinze jours environ, suivant les circonstances. A la suite d'une séance de dilatation, les mictions spontanées hypogastriques réapparaissent souvent,
pour devenir de plus en plus difficiles jusqu'à la prochaine
séance de dilatation. La dilatation peut ainsi permettre
quelquefois de supprimer l'usage de la sonde hypogastrique. Car nous l'avons déjà dit, et nous le répétons, la sonde
est ordinairement inutile dans les urètres contre nature
bien calibrés et rectilignes. Donc, il faut attacher une
grande importance à la dilatation; elle régularise la fonction nouvelle et constitue, entre des mains expérimentées,
un moyen excellent pour guider la fonction ; grâce
à elle, l'urètre contre nature atteindra son maximun
d'utilité.

En résumé, les malades continents forment trois classes,

que nous prendrons comme types, en rappelant qu'elles sont reliées entre elles par des intermédiaires:

1° Les continents qui urinent ordinairement par la verge ;

2° Les continents qui urinent en partie par la verge, en partie par le méat hypogastrique ;

3° Les continents qui ont des mictions complètement hypogastriques; les uns ont des mictions hypogastriques spontanées; les autres satisfont à la miction par une sonde. Nous devons signaler quelquefois, mais très rarement, la longueur de la miction chez les individus qui ont des mictions spontanées hypogastriques. Le malade du Dr Hanotte met dix minutes, par exemple, pour vider sa vessie, mais ce cas est assez exceptionnel.

Si maintenant, nous reprenons toutes nos observations au point de vue de la fonction, en voici le résultat :

Sur 34 observations, nous comptons :

    14 malades continents ;

    7 malades avec de l'incontinence partielle ;

    13 malades avec de l'incontinence totale.

Ces chiffres ne nous semblent pas avoir une valeur bien démonstrative : la lecture des observations est certainement plus instructive si l'on veut y étudier la fonction.

En terminant ce chapitre, nous désirons donner une statistique proportionnelle entre la cystostomie temporaire et la cystostomie permanente. Ce point particulier ne rentre pas dans le cadre que nous nous sommes tracé ; mais nous avons été amené naturellement à l'étudier, tout en recherchant les anciens cystostomisés qui avaient été considérés comme cystostomisés permanents par les auteurs qui se sont occupés de la question avant nous. Nous avons alors remarqué que beaucoup de ces individus avaient vu leur méat hypogastrique s'oblitérer totalement : ils viennent ainsi grossir le nombre des cystostomisés temporaires, pendant que le chiffre des cystostomisés permanents est diminué d'autant.

Quelle est donc la proportion des cystostomisés tempo- raires et des cystostomisés permanents ? Lagoutte, en 1894, trouve 12 cystostomies temporaires et 22 cysto- stomies permanentes sur 34 malades survivants. Cet auteur a donc rencontré une cystostomie temporaire contre deux cystostomies permanentes ; nous ajouterons qu'il ne tire aucune conclusion de ces résultats et cela avec raison, parce que plusieurs des cystostomisés rangés dans la catégorie des cystostomisés permanents étaient opérés depuis trop peu de temps pour être classés définitivement.

Voici maintenant quels sont les résultats que nous avons recueillis au sujet des trente-quatre malades seu- lement de la thèse Lagoutte. Six des individus rangés alors sous la rubrique de cystostomisés permanents ont vu leur fistule s'oblitérer dans ces trois dernières années. La proportion devient ainsi inverse et nous avons : 18 obli- térations du méat hypogastrique, et 16 persistances de l'urètre contre nature.

Nous pouvons donc conclure, après cette constatation, que l'oblitération du canal hypogastrique est plus fré- quente que sa persistance, au bout de trois ans. Cette proportion est l'inverse de celle qui est admise générale- ment et nous avons tenu à la signaler, dès maintenant.

CHAPITRE III

CAUSES POUVANT INFLUENCER LA FONCTION

Précédemment, nous avons étudié les conditions anatomiques du néo-canal, et nous avons ensuite abordé l'état de la nouvelle fonction. Nous allons maintenant chercher s'il existe véritablement une corrélation entre l'état anatomique et la fonction. Y a-t-il, en un mot, une ou plusieurs dispositions anatomiques correspondant toujours, soit avec la continence, soit avec l'incontinence et permettant d'expliquer les modalités différentes de cette fonction ?

Cette question a fait l'objet des recherches de Bonan et plus tard de Lagoutte. M. Poncet, après avoir relaté l'observation d'un illustre cystostomisé, fait quelques considérations à ce point de vue. Le problème est difficile à résoudre, car il est double : D'un côté, nous devons examiner soigneusement la fonction du sujet et autant que possible d'un sujet continent, et, d'autre part, il nous faudrait avoir une autopsie démonstrative. Les autopsies de sujets continents sont rares ; nous en avons deux très belles, mais ce nombre n'est pas suffisant (obs. XXIX, XXV).

Force nous est donc de fonder une opinion sur des

preuves moins précises, n'ayant de valeur que par leur nombre, et fournies par les cystostomisés vivants. Nous résumons aussi brièvement que possible le résultat de nos observations à ce sujet.

M. le professeur Poncet a écrit dans le *Lyon médical*, à propos de l'observation de M. Diday, « que le fonctionnement du nouvel urètre s'opposant à l'écoulement spontané de l'urine et rendant facile l'urination volontaire par contraction vésicale, s'expliquait par l'ensemble de ces conditions anatomiques et physiologiques, longueur et obliquité du canal, résistance des droits, présence de l'anneau fibreux », et il ajoutait « que l'existence de la muqueuse dans la plus grande partie du néo-canal, sa continuité exacte avec la peau, rendaient compte de la persistance du méat hypogastrique, sans tendance à l'oblitération par adhérences, alors qu'il fallait seulement lutter contre l'accolement des parois, contre le rétrécissement du canal qui devait être progressif, entouré qu'il était, par une bande de tissu cicatriciel et par conséquent rétractile ».

Nous inspirant de l'opinion de M. Poncet, nous étudierons d'abord l'influence des causes anatomiques sur la continence ou l'incontinence, et nous verrons ensuite si le manuel opératoire peut créer ou, du moins, favoriser la disposition la plus utile.

a) Faut-il attribuer une certaine importance à la forme du méat hypogastrique ? Bonan est un peu de cet avis. M. Lagoutte prétend, au contraire, qu'il ne voit aucune corrélation entre la forme du méat et la fonction ; il admet tout au plus que le méat est plus large, moins resserré chez les malades qui perdent constamment leurs urines.

L'opinion de cet auteur est parfaitement judicieux ; ses conclusions sont générales et la fonction ne peut pas être déduite de la forme du méat hypogastrique, d'une manière absolue.

Mais s'il n'y a rien de fixe dans ces rapports d'organe à fonction, y a-t-il au moins une disposition plus fréquente à ce point de vue ? Voici les résultats que nous obtenons chez les continents :

Les malades que nous avons pu examiner, ou sur lesquels nous avons pu avoir des renseignements à ce sujet sont seulement au nombre de 8, parmi les 13 continents. 6 de ces individus ont un méat à fleur de peau ou même saillant sous forme de pastille ou de mamelon, ou bien en forme de cul de poule ; 2 seulement ont un méat infundibuliforme. En somme, chez les continents, le méat est ordinairement saillant (voir fig. 1).

Voici maintenant les résultats chez les malades incontinents : nous avons des renseignements précis, au point de vue qui nous occupe en ce moment, seulement chez 5 malades, parmi nos 13 cystostomisés incontinents. Or, chez tous, le méat hypogastrique avait une forme infundibuliforme assez typique.

Nous nous croyons donc autorisé à conclure que, dans la majorité des faits, le méat hypogastrique est plus saillant chez les continents, infundibuliforme chez les incontinents. Mais, nous le répétons, si cette disposition est plus fréquente, elle n'est pas une règle absolue, car elle souffre quelques exceptions.

Les dimensions du méat hypogastrique sont-elles plus importantes ? Chez les continents, toujours le méat est excessivement fin. Chez les incontinents, le méat est ordinairement large, quelquefois même assez pour admettre le petit doigt ; cependant, dans nombre de cas d'incontinence partielle, ce méat peut avoir un calibre très réduit et nous avons alors remarqué que cette disposition coïncidait avec un canal peu allongé ou parfois même absent.

b) La longueur et la direction du trajet hypogastrique ont-elles un rôle plus important ? Nous ne pouvons mieux faire que citer Lagoutte : « Ce sont là, dit-il, deux conditions qui vont habituellement ensemble. M. Poncet a recommandé d'inciser la vessie aussi près que possible du col, de façon à créer un trajet oblique ayant une plus grande longueur. Dans toutes nos observations, on s'est conformé, autant que faire se pouvait, à cette règle opératoire. Il est certain qu'*a priori* l'urine filtre d'autant moins facilement que le trajet fistuleux est plus long, et en fait on a trouvé à l'autopsie de M. Diday un urètre artificiel long de 25 à 30 millimètres. Un autre malade a un urètre long de 40 à 45 millimètres. L'opéré de M. Hartmann (obs. III) qui a une continence partielle, a un trajet de 20 millimètres. Mais à côté de ces faits positifs, nous voyons M. B... (obs. XXII) avoir de l'incontinence, et pourtant, dit M. Lefèvre, son trajet fistuleux s'est très allongé. Ce n'est donc pas là la véritable et surtout l'unique cause de la continence du méat. »

Nous souscrirons à cette conclusion, mais en ajoutant les réflexions suivantes : tout d'abord, il est essentiel de remarquer que tous les malades continents ont un urètre contre nature d'une certaine longueur, variant de 2 centimètres au moins à 4 ou 6 centimètres. Nous renvoyons à nos observations de continence, dans lesquelles ce détail est noté. Jamais on n'observe une absence de canal hypogastrique, chez les malades continents ; on peut donc être autorisé à dire que la longueur de l'urètre est une condition essentielle de la continence ; mais cette disposition est-elle suffisante pour assurer la continence ?

Nous répondrons par la négative. Plusieurs malades (obs. V, VI, etc.) ont de véritables urètres artificiels longs de plusieurs centimètres et cependant ils ont de l'incontinence, mais seulement une incontinence partielle.

En somme, la longueur du canal hypogastrique est une excellente condition de la continence. La continence ne peut pas exister sans cette disposition, mais cette dernière n'est pas suffisante pour assurer la continence.

La direction du néo-canal ne paraît avoir aucune importance dans la fonction. Cette direction est oblique en bas et en arrière, dans le plus grand nombre des cas, quand le canal est long ; mais cependant, l'obliquité en sens contraire, la direction antéro-postérieure existent parfaitement chez certains continents. Nous citerons l'exemple de notre plus belle observation (obs. XXIX) au point de vue fonctionnel et l'on verra que le canal est presque antéro-postérieur. Ce qu'il faut avant tout pour assurer la continence, c'est une certaine longueur de l'urètre. Celle-ci coïncide ordinairement avec la direction oblique en bas et en arrière, mais c'est là une coïncidence, et non une condition pour l'amélioration de la fonction

Faut-il attribuer plus de valeur au calibre de l'urètre contre nature ? Évidemment, plus le calibre sera rétréci, plus les urines auront de la difficulté à filtrer constamment par la fistule hypogastrique. Néanmoins les faits ne répondent pas complètement à cette vue théorique. Tel malade aura de l'incontinence légère avec un calibre très fin de 1 à 2 millimètres de diamètre par exemple, alors qu'un autre aura de la continence avec un calibre plus considérable atteignant 3 à 4 millimètres. Nous avons toujours constaté que la continence coïncidait avec une urètre de calibre réduit ; c'est là une condition nécessaire, mais elle n'est pas suffisante.

Fréquemment enfin, chez les continents, on voit des rétrécissements au nombre de deux ou trois, dans la fistule ou au niveau de ses orifices. Ces portions rétrécies paraissent jouer un rôle, mais ce rôle est inconstant, puisque cette disposition existe quelquefois, quoique plus rarement, chez les incontinents. Ici, encore rien d'absolu.

c) La constitution anatomique du canal et de ses orifices explique-t-elle mieux les variétés dans la fonction ? Dans notre premier chapitre, nous avons assez longuement attiré l'attention à ce sujet et nous avons vu que souvent il existait, autour du canal, un cordon fibro-élastique parfois très résistant. Nous avons également établi que l'orifice cutané était toujours le point le plus rétréci de la nouvelle fistule. Enfin, toujours dans nos autopsies, nous avons rencontré la muqueuse tapissant les parois dans toute la longueur ; il y a, en définitive, un conduit muqueux entouré d'un cylindre fibro-élastique. Sauf dans une autopsie de Boutan qui n'est pas concluante, puisque le malade est mort au bout de cinq jours, on n'a jamais signalé la présence certaine d'un anneau musculaire.

Il reste donc à savoir si ce simple anneau fibro-élastique peut par son élasticité empêcher l'incontinence urinaire. Sans doute, on sait que le canal a une tendance considérable à la rétractilité ; car ici l'anneau cicatriciel jouit, comme ailleurs, des propriétés spéciales du tissu cicatriciel, et souvent on est forcé de les combattre énergiquement. Mais rétractilité n'est pas absolument synonyme d'élasticité. Voici ce que nous enseigne l'expérience chez les cystostomisés anciens :

Chez les malades continents, qui urinent par l'intermédiaire d'une sonde hypogastrique, comme le font les malades des observations XXI et XXIV, il n'est pas douteux pour nous que, dans l'intervalle des cathétérismes, le tissu fibreux péri-canaliculaire revient sur lui-même et arrête le passage du liquide, en oblitérant plus ou moins complètement la lumière de l'urètre contre nature. Il est probable que, dans quelques faits, l'oblitération s'étend à la plus grande partie du canal ; mais il est certain, d'un autre côté, que, dans la majorité des cas, l'accolement des parois muqueuses ne se fait pas dans toute l'étendue de ce néo-canal. L'oblitération est toujours marquée au niveau de l'anneau fibro-élastique très développé à l'orifice cutané.

L'anneau circumméatique joue un rôle fort important dans la continence, il peut même assurer à lui seul la continence. Si maintenant nous rappelons qu'à un anneau circumméatique très épais correspond ordinairement un cordon fibro-élastique péricanaliculaire très développé, on comprendra que, dans la majorité des faits, les deux causes s'ajoutent l'une à l'autre pour assurer la continence. En définitive, l'anneau fibro-cutané suffit parfois à maintenir la continence, mais ordinairement, il y est grandement aidé par le cylindre fibreux péricanaliculaire. Ce ne sont pas de simples vues de l'esprit ; nous renvoyons à nos observations pour entraîner la conviction.

On a pensé encore qu'une valvule disposée favorable-
ment pouvait arrêter le cours des urines, comme les valvules auriculo-ventriculaires empêchaient la fuite du
sang dans les oreillettes. La sonde introduite dans le
canal refoulerait cette valvule au moment des cathétérismes, mais la valvule arrêterait de nouveau le liquide,
dès que la sonde serait retirée. Cette disposition est possible, mais nullement démontrée ; nous ne l'avons pas rencontrée nettement dans cinq autopsies, mais nous devons
ajouter que la valvule existant chez le cystostomisé vivant
peut parfaitement disparaître ou passer inaperçue sur un
sujet mort depuis plus de vingt-quatre heures, alors que
les tissus ont perdu leur fermeté et leur résistance, par
suite de leur macération au contact des urines.

d) On a pensé que les muscles grands droits de l'abdomen formaient, en se contractant, une sorte de sphincter
hypogastrique, à la façon de deux sangles tendues au-
devant de l'abdomen. La chose n'est pas douteuse chez
certains cystostomisés, au moins pendant une certaine
période. Nous avons vu un malade qui perdait toutes ses
urines au lit et qui les retenait en grande partie dès qu'il
se mettait debout ; les muscles grands droits se tendaient
alors énergiquement de chaque côté de la fistule, et certainement dans ce cas particulier, la contraction des parois
abdominales avait pour effet immédiat de rétrécir la fistule. Mais cette constatation est tout à fait exceptionnelle
et rarement aussi évidente. D'ailleurs, cette explication
ne peut s'appliquer qu'aux sujets continents debout et
incontinents couchés et nullement aux sujets qui incontinents le jour sont continents la nuit.

Nous conclurons donc, après cette discussion, dans le sens qu'indiquait déjà M. le professeur Poncet, en 1894, la fonction n'est pas dépendante d'une condition particulière, mais de l'ensemble de dispositions anatomiques parmi lesquelles nous rangerons, suivant l'ordre de leur importance, la longueur du nouvel urètre, son calibre, la présence d'un anneau fibreux péricanaliculaire, en particulier au pourtour du méat, la résistance des muscles droits, l'obliquité du canal, la présence de valvules dans son intérieur. Volontiers, nous ferions jouer le rôle essentiel à la longueur du nouvel urètre et à sa constitution anatomique, ajoutant, en dernier lieu, que ces conditions nous paraissent nécessaires, mais nullement suffisantes.

Il est un dernier organe que nous n'avons pas encore mentionné et qui a une certaine importance dans les nouvelles mictions : c'est la vessie. Ce réservoir, nous l'avons dit, a une capacité plus ou moins considérable et on se rappelle que la vessie est petite chez les incontinents, plus grande chez les continents. Faut-il attribuer à la rétraction vésicale l'incontinence, qui coexiste ordinairement avec elle, ou bien, renversant le problème, devons-nous mettre la rétraction vésicale sur le compte de l'incontinence ? En un mot, l'incontinence est-elle l'effet ou bien la cause de la rétraction vésicale ? En règle générale, on l'a dit souvent et nous le répétons, la vessie, bien loin d'avoir une influence sur la nouvelle fonction est, au contraire, influencée par les nouvelles conditions de la miction. C'est le cas de rappeler la formule : la fonction fait l'organe. Les urines s'écoulent-elles constamment au dehors ? le réservoir urinaire n'a plus de raison d'être et

Il diminue ; les urines sont-elles gardées, au contraire ? l'organe garde sa capacité et subsiste comme réservoir. Néanmoins, nous pensons que l'état de la vessie joue, dans quelques cas, un rôle indéniable ; une vessie saine chez un homme relativement jeune (au-dessous de 70 ans) a plus de chance de garder ses propriétés physiologiques que l'organe enflammé et scléreux du vieillard de quatre-vingts ans. En particulier, une cystite intense et prolongée amène ordinairement des contractions vésicales incessan-tes, qui diminuent progressivement la capacité vésicale, fa-vorisent la rétraction dont nous avons parlé et conduisent, en définitive, à l'incontinence hypogastrique. En résumé, nous avons remarqué que la continence coexistait ordinaire-ment avec une vessie saine, l'incontinence avec une vessie plus ou moins enflammée. Donc la vessie a un rôle dans la fonction.

Cette discussion sur les causes de la continence ou de l'incontinence chez les prostatiques anciennement cystosto-misés nous montre que les chirurgiens, ne connaissant pas la raison véritable de la nouvelle fonction, doivent être, *a priori*, impuissants à la perfectionner, au moins dans une certaine mesure. L'histoire du manuel opératoire de la cystostomie est très instructive à cet égard ; notre ancien collègue Lagoutte avait démontré l'inanité des procédés compliqués dans l'amélioration de la fonction et la ques-tion paraissait définitivement jugée, quand de nouveaux auteurs ont préconisé des manuels nouveaux. Nous repren-drons donc rapidement cette question du mode opératoire que nous avions primitivement l'intention de passer sous silence.

Un certain nombre d'auteurs ont cherché la formation

d'un véritable sphincter hypogastrique. M. Jaboulay pratiqua l'incision au milieu des fibres musculaires de l'un des droits, de façon à créer autour de l'orifice une sorte de boutonnière jouant le rôle de sphincter ; c'est un procédé imité de celui de Witzel pour la gastrostomie.

Plus récemment, M. Jaboulay en a indiqué un autre, applicable aussi bien à la gastrostomie qu'à la cystostomie sus-pubienne. Il crée aux dépens des parois vésicales un canal muqueux oblique à travers la paroi abdominale. Le nouvel urètre se compose d'un orifice cutané situé sur la ligne médiane, d'une portion horizontale sous-cutanée et enfin d'une portion antéro-postérieure à travers les fibres du grand droit de l'abdomen. La boutonnière jouerait ainsi le rôle de sphincter et, en outre, il serait possible de comprimer avec une pelote la partie horizontale sous-cutanée, de façon à produire une occlusion hermétique. Mais, au point de vue pratique, les orifices profond et superficiel arrivent, au bout d'un certain temps, à se suporposer plus ou moins et l'on perd le bénéfice de la disposition primitive. De plus, il est souvent difficile d'amener la vessie à la peau à travers ce chemin détourné. D'ailleurs, les résultats obtenus par Jaboulay sont, d'après Lagoutte, analogues à ceux que l'on obtient par la cystostomie de Poncet.

M. Wassilieff a exposé dans la *Gazette des Hôpitaux* (17 avril 1894), sous le nom de « cystostomie idéale », un procédé fort séduisant au premier abord. Cet auteur proposait de décoller la musculeuse de la muqueuse vésicale et de suturer seulement cette dernière à la peau, de façon à réaliser le dispositif qu'il avait observé à l'autopsie d'un cystostomisé opéré dans le service du professeur Tillaux.

M. Curtillet, chef de clinique de M. Poncet, a essayé ce procédé et, des faits qu'il a publiés *(Gaz. des Hôp.,* 1894), se dégage cette conclusion indiquée par Lagoutte, c'est que la cystoston ic idéale ne saurait être réservée qu'à un nombre limité de cas, aux malades non infectés. Pour ces derniers, l'expérience n'est pas encore très satisfaisante; la réalisation d'un sphincter hypogastrique profond n'est pas encore démontrée.

Ces différents procédés sont compliqués, ne donnent que peu ou pas de résultats et doivent être absolument abandonnés chez les malades souvent opérés d'urgence *in extremis*, la plupart du temps très infectés; ils peuvent devenir dangereux en allongeant le temps de l'opération chez des sujets cachectiques et toujours très âgés. La moyenne de l'âge de nos prostatiques cystostomisés est de plus de soixante-treize ans. Dans la majorité des cas, en effet, il faut songer au salut du malade plutôt qu'à l'amélioration de la fonction par des manœuvres intempestives.

Dans ce but, M. le professeur Audry[1], de Toulouse, a cherché la simplification maxima des différentes techniques. Dans la thèse de son élève Loubat (Toulouse, 1897), il décrit son nouveau manuel opératoire, qui consiste à pratiquer la cystostomie suivant le procédé indiqué par M. le professeur Poncet, avec cette particularité qu'il s'abstient de la suture vésico-abdominale et place une sonde de Pezzer dans la vessie, afin de recueillir les urines. Il prétend que la suture vésico-cutanée est inutile et souvent

---

[1] Nous remercions vivement M. le professeur Audry de son obligeance.

impossible et que, par sa méthode, il obtient un canal hypogastrique plus long et plus serré.

Certes, nous n'avons pas l'autorité suffisante pour juger la question, mais voici à ce sujet l'opinion de notre maître M. Poncet. Tout d'abord, la suture de la vessie à la peau n'est pas inutile ; elle évite l'infection du tissu cellulaire prévésical et des couches abdominales. Deux fois, nous-même avons vu négliger cette suture et deux fois aussi un vaste phlegmon se déclara dans la paroi.

Il est vrai que M. Audry recueille les urines par une sonde de Pezzer, mais cette manière de procéder est souvent illusoire, inefficace et parfois douloureuse. La suture paraît de beaucoup préférable.

Est-elle véritablement impossible ? Sans doute, il est fréquemment difficile d'affronter exactement la peau et la muqueuse ; mais cet affrontement parfait n'est pas nécessaire, ne doit même pas être recherché minutieusement et sous ces conditions, on peut toujours réaliser la suture. M. Poncet, après deux cents cystostomies, n'a jamais rencontré de difficultés sérieuses et maintient les avantages de sa méthode. Nous n'avons jamais vu des cystostomies où cette impossibilité de la suture fût manifeste, bien que nous ayons vu pratiquer plus de trente cystostomies.

M. Loubat semble avoir obtenu des urètres contre nature plus longs et plus serrés. L'augmentation de la longueur du nouveau canal est certainement un grand avantage ; mais la diminution de calibre nous paraît bien inutile, voire même à redouter. Après la cystostomie de M. Poncet, l'oblitération se produit 18 fois sur 34 ; d'autre part, fréquemment, parmi les continents ou incontinents, le rétrécissement de l'urètre contre nature est si prononcé, qu'on

doit recourir à sa dilatation consécutive. La méthode de
M. Audry pècherait ainsi par excès de coarctation et, à ce
point de vue, le manuel opératoire de M. Poncet est préférable, car ce n'est pas ordinairement l'exagération du
calibre du méat hypogastrique que l'on craint, mais bien
sa diminution trop considérable.

Reste donc l'augmentation de longueur du nouveau
canal comme avantage du mode opératoire de M. Audry.
Mais nous citons dans nos observations quelques longueurs
qui n'ont rien à envier à celles obtenues par les autres
auteurs et qui ont toutes été obtenues par le manuel indiqué
par M. Poncet (obs. XXIX, XIX, XXII, etc.). Si la
modification préconisée à Toulouse est comparable comme
résultat, vis-à-vis de la longueur du néo-canal, à l'opération de Poncet, cette dernière doit lui être cependant
préférée à cause de ces autres avantages; le principal est,
à notre avis, l'absence d'infiltration d'urine et c'est un
avantage qui prime tous les autres.

Nous conclurons donc ce rapide aperçu, en recom-
mandant un manuel opératoire simple, qui ne demandera
tout au plus que dix à douzes minutes pour éviter tout choc
opératoire. Il faudra faire la suture vésico-cutanée,
comme le recommande M. Poncet, afin d'éviter l'infiltration d'urine. Enfin, on incisera la vessie aussi près que
possible du col vésical, pour obtenir un canal ayant une
longueur suffisante. Ce sont les règles établies par
M. Poncet depuis plus de cinq ans et les résultats sont là pour
attester sa valeur. Les autres procédés sont ou trop compliqués ou insuffisants et leur emploi, bon peut-être dans
quelques cas spéciaux, ne doit pas être généralisé. Il faut
savoir que le chirurgien n'est pas maître absolu de la

fonction qu'il crée, tout au plus lui est-il permis de la favoriser par des modifications fort simples. Le manuel opératoire fixé par M. Poncet reste toujours le procédé général
et fondamental, auquel les chirurgiens devront avoir
recours dans l'immense majorité des faits, s'ils ne veulent
pas s'exposer à de nouveaux déboires [1].

[1] Voy. thèse de Bonan (Lyon, 1892) et thèse de Louhat
Toulouse, 1897) pour le Manuel opératoire.

CHAPITRE IV

DES APPAREILS DESTINÉS A REMÉDIER
A L'INCONTINENCE
RÉSULTATS OBTENUS PAR LEUR EMPLOI

Nous avons vu que certains cystotomisés gardaient une incontinence urinaire hypogastrique et, bien plus, nous avons dit que cette incontinence était quelquefois recherchée par le chirurgien, dans un but thérapeutique. Les adversaires de l'opération ont même prétendu que cette terminaison était la règle; les chiffres que nous avons signalés nous dispensent de répondre à cette insinuation.

Quoi qu'il en soit, il est de toute nécessité de rechercher les moyens pratiques de pallier à cette infirmité. Y a-t-il aujourd'hui un ou plusieurs appareils capables de remédier à l'incontinence? Cette question a une importance considérable et nous n'en voulons pour preuve que les nombreuses lettres écrites par les praticiens des différents pays, afin d'avoir des éclaircissements à ce sujet. Nous tâcherons de combler cette lacune, qui a contribué beaucoup jusqu'à nos jours au maintien de certaines préventions contre la cystostomie sus-pubienne.

On a fait, depuis 1890, époque à laquelle la cystostomie est devenue véritablement une intervention connue, un certain nombre d'appareils destinés à recueillir les urines des incontinents. Ces différents instruments peuvent être ramenés à deux modèles principaux : les premiers sont des obturateurs du canal hypogastrique, et leur but, dans l'esprit de leurs inventeurs, devait consister à arrêter les urines qui s'accumuleraient ainsi dans la vessie, tant que l'instrument serait en place ; les seconds sont des urinaux destinés à recevoir les urines qui s'écouleraient ainsi spontanément et incessamment dans leur intérieur, sans dilater le réservoir vésical que l'on considère comme supprimé.

Il venait naturellement à la pensée des premiers observateurs de chercher la représentation la plus complète de la miction normale, c'est-à-dire l'arrêt des urines, pendant un certain temps, ce qui gardait à la vessie son rôle physiologique normal. Aussi les obturateurs furent-ils inventés les premiers. Leur nombre fut bientôt considérable et leur forme variable. Nous citerons simplement les chevilles en ivoire recourbées de Bonan, les deux appareils de Martin, celui de Nélaton dont on trouvera la description dans la thèse de Lagoutte. Ces différents instruments furent vite abandonnés, et, depuis quatre ou cinq ans, nous n'en avons pas revu ; c'est dire que notre expérience est nulle à leur endroit. Voici l'appréciation de Lagoutte : « Malheureusement, tous les obturateurs, quelle que soit leur forme, ont un défaut commun, celui de laisser suinter les urines entre eux et la paroi. Quand le patient se lève, marche et surtout fait des efforts, l'urine s'échappe. En outre, ces chevilles ou ces tubes rigides traversant la paroi sont mal supportés et déterminent des douleurs à l'occasion des mouvements. Enfin, et c'est là une considération importante, l'introduction de ces corps étrangers dans la vessie ou dans le trajet est une cause d'infection qu'il est préférable d'éviter, d'autant plus que, lorsque ces objets ont séjourné longtemps dans la vessie, ils s'incrustent de sels calcaires (comme l'extrémité d'une sonde de Pezzer), d'où la nécessité d'enlever fréquemment et de réintroduire ces appareils. »

Lagoutte concluait alors que l'urinal était l'appareil de choix et que cela était d'autant plus vrai que l'incontinence était plus marquée. Alors, en effet, comme nous l'avons vu ailleurs, et comme Lagoutte le disait déjà, la capacité vésicale est fort réduite. Si l'on adaptait un obturateur, il faudrait l'enlever chaque fois que la vessie contiendrait 50 à 100 grammes d'urine, et le remède serait ainsi plus assujettissant que l'infirmité.

Les urinaux ont été construits suivant deux modèles principaux. Les uns recueillent les urines directement dans la vessie, au moyen d'une sonde qui les amène alors dans le réservoir fixé autour de la ceinture ou d'un membre inférieur. Les autres, les plus simples, recueillent l'urine directement à sa sortie du méat hypogastrique, c'est-à-dire sur la peau, au moyen d'une cuvette adaptée autour de l'orifice cutané de l'urètre contre nature ; dans ceux-ci, il n'y a pas de sonde, aucun corps étranger pénétrant dans la vessie ou dans l'urètre contre nature, ni même dans le méat hypogastrique.

Les urinaux munis d'une tige qui pénètre dans le trajet hypogastrique et recueille les urines sont abandonnés aujourd'hui comme les diverses variétés d'obturateurs et pour les mêmes raisons. Nous n'en avons aucune expérience personnelle, mais nous donnons ici l'opinion de MM. Poncet, Gangolphe et Lagoutte qui est très affirma-

tive. M. Gangolphe avait fait construire un appareil ingénieux qui fut mal supporté, détermina des douleurs rapidement intolérables et n'avait pas même l'avantage d'arrêter le suintement entre la pelote et la paroi. Le même
reproche doit être adressé à l'instrument construit par
Gendron, sur les conseils de M. Loumeau (de Bordeaux).
Nous ne voulons pas décrire ces différents appareils[1], qui
doivent être abandonnés complètement aujourd'hui ; le
lecteur les trouvera décrits en détail dans la thèse de
Lagoutte[2].

Actuellement donc, on donnera la préférence aux urinaux plus simples qui recueillent les urines par l'intermédiaire d'une simple cuvette, dont le bourrelet circulaire s'adapte autour du méat hypogastrique et, par conséquent, directement sur la peau. De la cuvette part, au
point déclive, un conduit qui dirige les urines ainsi recueil-
lies dans un réservoir annexe situé le long du membre
inférieur. Tel est le schéma de ce type d'appareil, qui
nous paraît réunir les plus grands avantages actuellement.

L'appareil construit par M. Collin et dont nous donnons
la figure (fig. 4) est fort simple. Il se compose seulement
d'une cupule métallique oblongue, qui porte à son pourtour une garniture de caoutchouc. Au point déclive se
trouve un tube qui conduit l'urine dans un réservoir fixé
au moyen de jarretières autour du membre inférieur
gauche. La cupule est maintenue fixée sur l'abdomen au
moyen d'un ressort en acier prenant son point d'appui

---

[1] Gangolphe, Congrès de chirurgie, 1893 ; Loumeau, Congrès
de chirurgie, Lyon, 1893.
[2] Lagoutte, *loc. cit.*

au sommet de la cuvette, et dont les extrémités sont ratta-
chées à une ceinture abdominale. Cet appareil de Colin a
donné d'excellents résultats ; le malade opéré par M. Hartmann se livrait à ses occupations sans être gêné par son
infirmité. Lagoutte pouvait dire en 1894 que, « grâce à lui,
la vie du cystostomisé incontinent devenait parfaitement
supportable. » A propos d'une observation de M. Mau-
range relatée à la Société de Chirurgie, M. Picqué donne
également le résumé d'une opération personnelle. Dans
les deux cas, il restait de l'incontinence qui a été parfaitement supportée grâce à l'appareil de Colin (Rapport de
M. Picqué, *Soc. de chirurgie*, 6 novembre 1895); les
résultats étaient très satisfaisants. Ces deux observations
n'ont pas été mises dans notre thèse par ce que les résultats n'étaient pas assez anciens. Actuellement, à Lyon,
cet appareil est peu employé, et l'urinal que l'on utilise
est celui qui est construit par la maison Lafay-Souel.

Il y a quelques années, sur les conseils de MM. Poncet
et Curtillet [1], la maison Lafay construisit un appareil en
caoutchouc pour ramasser les urines ; mais cet appareil se
déplaçait trop facilement.

On adapta alors une cuvette en métal au-dessus d'une
rondelle de caoutchouc ; la cuvette était maintenue par un
ressort, qui prenait son point d'appui sur la partie convexe
de la cuvette, tout à fait à sa partie antérieure, et s'atta-
chait autour de la ceinture, grâce à une ceinture à boucles. C'était, en somme, l'appareil de Colin, que nous
avons représenté dans la figure 4.

[1] Nous remercions notre maître M. Curtillet, professeur de
l'École de médecine d'Alger, de ses précieuses indications.

Mais la pression de la rondelle de caoutchouc plein devait être forte pour assurer l'accolement hermétique du caoutchouc contre la peau et éviter à ce niveau le suintement de l'urine. On était alors au début des caoutchoucs pneumatiques pour bicyclettes et l'idée vint de remplacer la rondelle de caoutchouc par un tube pneumatique circulaire

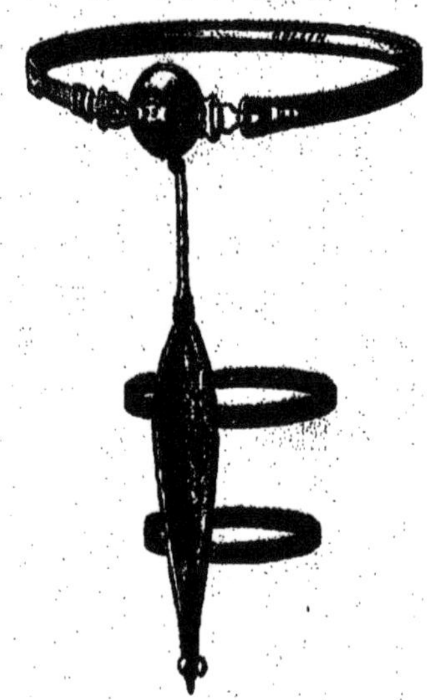

Fig. 4. — Appareil Colin.

qu'on gonflait au moyen d'une poire de caoutchouc. Les pressions furent ainsi notablement atténuées et l'appareil devint plus pratique. Le gonflement du pneumatique peut être gradué à volonté.

L'instrument ainsi modifié présentait encore un inconvénient: ses dimensions antéro-postérieures, par suite de la présence du ressort en avant de la cuvette, étaient encore assez considérables pour que l'appareil fit une saillie désagréable mal cachée dans le pantalon. Pour diminuer la saillie, le ressort fut placé non plus sur la convexité de la cuvette, mais sur sa marge. De cette manière, l'instrument a moins de tendance à se déplacer, est mieux maintenu, en même temps que moins volumineux.

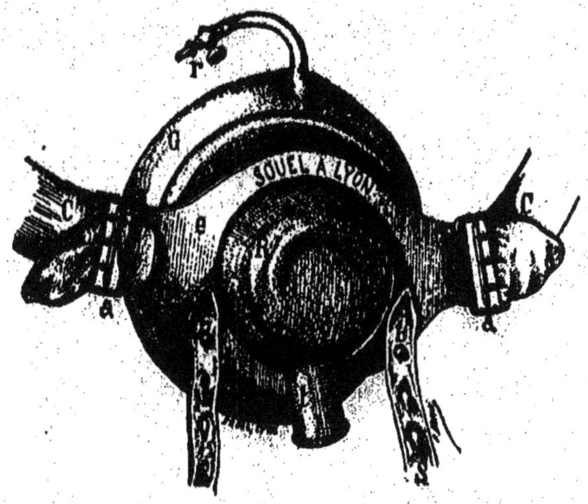

Fig. 5.

Enfin, pour empêcher l'issue des urines à la partie inférieure, les crochets latéraux du ressort furent légèrement chantournés, de telle sorte que le pneumatique appuyait davantage à la partie inférieure. Voici la description complète de cet appareil qui a déjà rendu de nombreux services, mais à certaines conditions sur lesquelles nous attirerons l'attention.

Cet appareil se compose: d'un récipient R en cuivre

argenté (voy. fig. 5), ayant un tube d'écoulement *t*, un ressort *e* en acier trempé sur lequel sont fixés deux boutons *b*, où l'on vient fixer les sous-cuisses S élastiques; une garniture G en caoutchouc creux rempli d'air retenu par le robinet fermé *r*; une ceinture élastique C munie de deux boucles *a* accrochées au ressort; à la tubulure *t* est reliée une pochette d'écoulement de forme longue en caoutchouc que l'on peut attacher à la cuisse, à l'aide d'une jarretière de caoutchouc (voy. fig. 7). L'urine s'écoule librement de la vessie dans cette pochette où elle est retenue par le robinet fermé. Une soupape empêche l'urine de la pochette de remonter dans la cuvette, le malade étant couché.

La garniture du récipient G (fig. 5) est de forme circulaire, mais on peut lui donner la forme utile; en cas de hernie, par exemple, on peut la disposer pour laisser place au bandage. Nous allons revenir là-dessus.

La figure 6 représente le même appareil vu de trois quarts pour mieux faire comprendre certains détails. Les figures 7 et 8 représentent l'appareil en place; la figure 8 est la représentation d'une photographie prise sur le vif.

On verra dans la figure 9 un modèle d'appareil-cuvette pour soins de propreté après la cystostomie; nous verrons en effet que les soins de propreté sont nécessaires et très importants après la cystostomie sus-pubienne. Cette pelvi-cuvette, construite d'après les indications de M. Poncet, rend de grands services, en facilitant les lavages dans le lit même du malade qu'on ne peut pas toujours déplacer impunément.

Cet instrument de la maison Lafay remplit son but d'une manière très satisfaisante et retient parfaitement les urines, quand il est appliqué soigneusement et bien entre-

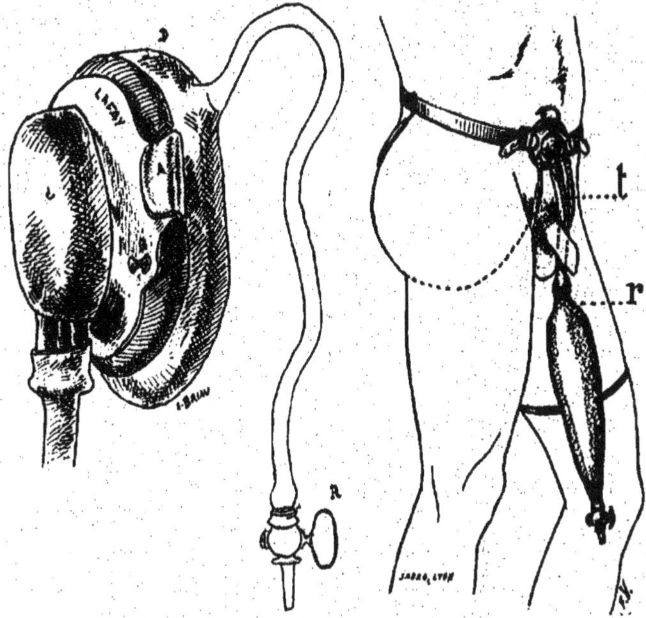

Fig. 6.   Fig. 7.

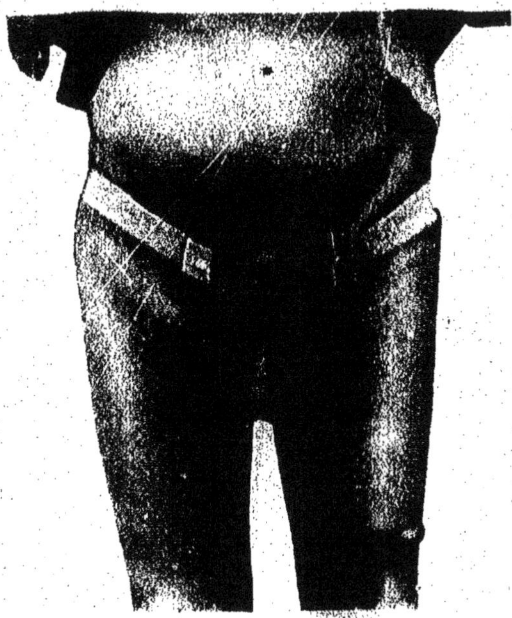

Fig. 8.

tenu. Ces deux conditions sont absolument nécessaires pour son bon fonctionnement ; c'est parce qu'elles sont mal remplies par les gens peu soigneux et infirmes qu'on voit encore chez eux l'urine suinter à certains intervalles. Quel est donc l'instrument, quel est le manuel opératoire rêvé qui ne demandent pas de semblables soins ? On ne peut pas avoir la prétention de transformer un vieillard prostatique (la moyenne de nos cystostomisés atteint soixante-douze ans), en un homme à miction absolument normale. Après avoir examiné beaucoup de cystostomisés incontinents porteurs d'appareil, nous nous croyons autorisé à dire que ces malades ont une situation préférable à tous les points de vue, à celle des prostatiques ordinaires traités de façon différente.

Au surplus, voici comment, d'après l'expérience, on obtiendra les meilleurs résultats de cet appareil. La rondelle de caoutchouc pneumatique doit être changée de temps en temps, parce qu'elle se détériore au contact incessant de l'urine ; il nous a semblé que le changement de cette portion tous les quatre ou cinq mois était parfaitement suffisant, mais il est bien évident que ce temps variera, dans de larges proportions, suivant l'état des urines. L'acidité trop prononcée du liquide amènerait des réparations plus fréquentes (obs. XIV) par exemple. On a proposé d'enduire cette rondelle avec un corps gras quelconque, huile, vaseline, etc., afin d'empêcher plus facilement le suintement des urines. Cette pratique doit être abandonnée, par ce que les corps gras altèrent rapidement le caoutchouc.

Dans le but de faire disparaître l'odeur urineuse dégagée par les malades, pour éviter l'infection du méat hypogastrique et pour empêcher l'irritation au pourtour de cet orifice, on devra enlever l'appareil au moins trois fois par vingt-quatre heures, et le nettoyer alors très soigneuse-ment avec de l'eau boriquée. Sur la peau du pubis, on mettra un peu de poudre de talc, d'amidon ou de la poudre de riz, en petite quantité. Enfin, on maintiendra la péri-phérie du méat hypogastrique rasée, afin de favoriser la propreté; ainsi on évitera les érythèmes de la région,

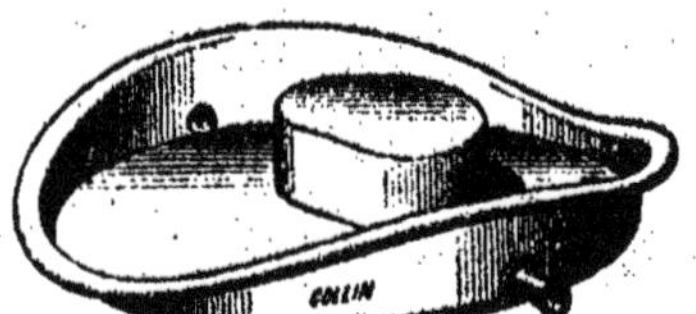

Fig. 9. — Pelvi-cuvette.

qu'on ne rencontre guère que chez les gens malpropres. Il est bien certain que beaucoup de cystostomisés indigents et misérables d'autre part fort âgés seront incapables de prendre eux-mêmes tous ces soins assez minutieux; c'est affaire à l'entourage de soulager ces malheureux.

Un dernier point qui n'est pas indispensable, mais néanmoins fort utile, nous reste à signaler : chez les indi-vidus riches, on obtient des résultats excellents par l'em-ploi simultané de deux appareils. On peut ainsi enlever l'appareil aussi souvent qu'il est nécessaire, sans obliger le patient à attendre pendant quelques minutes la fin des soins de propreté. Le second appareil est placé aussitôt et, quant à l'appareil enlevé, son nettoyage et sa désinfection sont d'autant plus parfaits qu'on a tout le temps désirable pour les achever. Pour faciliter les lavages de la vessie après la cystostomie, dans le cas où les urines restent troubles et contiennent du pus, nous avons retiré un grand bénéfice par l'emploi de l'appareil représenté (fig. 10) et construit par la maison Lafay.

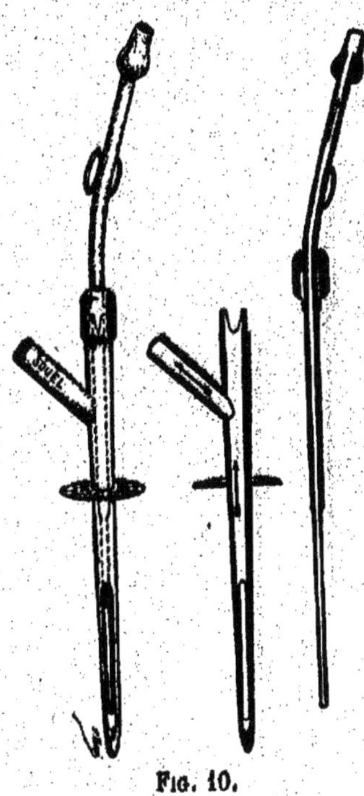

Fig. 10.

C'est une sonde hypogastrique à double courant qui se compose de deux parties reliées par un écrou facilement démontable pour obtenir une asepsie parfaite. En A est le canal d'arrivée, en B le canal de retour. Ces deux canaux juxtaposés ont une forme ovale comme une sonde ordinaire. Entre l'extrémité vésicale du canal d'arrivée et la même extrémité du canal de retour on a ménagé un espace de 5 millimètres en forme de coin présentant son angle au jet du liquide de façon à le diviser ; on obtient ainsi une répartition égale dans les deux côtés de la vessie. Deux longs orifices permettent une évacuation facile par le canal de retour. Enfin un disque placé sur l'appareil permet aux malades de l'employer eux-mêmes sans aucun danger.

On arrive, en remplissant toutes ces conditions à des résultats vraiment remarquables. Nous connaissons tel malade qui ne perd jamais une seule goutte d'urine, malgré une incontinence complète et jamais la moindre odeur n'a trahi l'infirmité qu'il portait allègrement (ob. XII). Cet individu remplissait ses devoirs sociaux fort importants, voyageait beaucoup et possédait, malgré ses soixante-quinze ans, une activité qu'il avait perdue depuis plus de vingt ans. D'autres vont au théâtre tous les soirs, quelques-uns à leur cercle ; nous en avons vu un qui contracta encore, malgré son incontinence, un chancre syphilitique du gland attestant ainsi qu'il n'avait pas perdu ses fonctions génitales. Un dernier enfin pouvait présider une grande administration bien qu'il fût porteur d'un appareil. Nous arrêtons là cette énumération ; la lecture des observations d'incontinence sera certainement plus instructive.

L'appareil est gênant les premiers jours de son application, comme l'est un bandage herniaire. Au bout de sept à huit jours, il est facilement supporté, et certains malades le préfèrent aux cathétérismes (obs. VI). L'un d'eux, qui porte en même temps un double bandage herniaire et un urinal, nous affirmait que l'urinal était moins désagréable que les bandages.

Il est très fréquent de constater chez un cystostomisé la présence de hernies, la plupart du temps inguinales. Comment peut-on alors remédier à cette double infirmité ? On avait pensé, il y a deux ou trois ans, y remédier par une pelote unique ou double faisant partie de l'urinal et constituée par un caoutchouc pneumatique latéral, en forme d'aile, s'échappant de chaque côté de la rondelle pneumatique de l'urinal. Ces essais n'ont pas réussi (obs. XII et VI) et, maintenant, on se contente d'appliquer les deux appareils, urinal et bandage herniaire en même temps, en faisant subir aux bandages herniaires quelques petites modifications variables avec l'embonpoint, etc., des individus. Les deux appareils placés ainsi côte à côte tiennent parfaitement chacun leur rôle. Nous tenons même, de la plupart des malades, cet aveu consolant, que les deux bandages se soutiennent mutuellement et sont mieux maintenus et plus fixes que le bandage unique, parce qu'ils se prêtent un appui réciproque. Cette expérience nous semble concluante et digne d'être rappelée, pour éviter aux futurs cystostomisés les tâtonnements pénibles, lors de la pose des appareils.

Un détail intéressant dans la pratique mérite d'être fixé ; nous voulons parler de la date de la pose du premier appareil après la cystostomie : car, on le sait, immédiatement après l'opération, nous avons toujours une période d'incontinence qui sera en moyenne de trois mois chez ces futurs continents. On conçoit qu'il sera utile de rendre à leur vie normale des vieillards qu'un repos trop prolongé peut tuer. Ainsi, il sera fort important de placer l'appareil, le plus tôt possible, pour abréger cette période de repos forcé, et permettre la marche et un exercice aussi insignifiant soit-il.

Voici quelles sont nos remarques à ce point de vue : Un malade a eu son appareil au bout de dix-huit jours, et a pu dès lors se lever un peu et faire le tour de sa maison. Ordinairement, l'appareil peut être placé sans aucun inconvénient, à la fin du premier mois. A cette date, il existe bien encore quelques bourgeons ou quelques points non encore cicatrisés, mais, en général, ce n'est pas une raison pour retarder la pose de l'instrument. Cependant, chez les gens obèses, la cicatrisation n'est pas assez avancée à cette époque, et souvent on sera obligé d'attendre le quarantième ou le quarante-cinquième jour. On voit, en somme, que c'est la cicatrisation qui règle ce détail ; mais, nous le répétons, on peut parfaitement placer l'appareil, avant que la plaie soit complètement épidermisée, en ayant soin alors de ne pas traumatiser les bourgeons et de maintenir une propreté minutieuse.

En résumé, la situation des incontinents est, certes, moins belle que celle des continents, mais elle peut être améliorée beaucoup actuellement, grâce à des soins intelligents et dévoués. N'oublions pas que nous avions affaire à des vieillards déjà infirmes, et qui sont désormais à l'abri de tout accident de rétention et d'infection grave, grâce à un traitement chirurgical énergique, mais nécessaire.

CHAPITRE V

OBSERVATIONS

Nous donnons ci-après les observations au nombre de 34. La plus ancienne date de plus de 7 ans; la plus récente de neuf mois. Les sept premières observations comprennent les sujets possédant une continence partielle ; les 13 suivantes (VIII à XIX) les incontinents ; les 14 dernières comprennent les sujets continents sauf la XXVI.

OBSERVATION I (Rollet, *Arch. prov. de chirurgie*).

Empoisonnement urinaire. — Guérison. — Continence partielle de l'urètre contre nature.

B... Denis, quatre-vingts ans, entré le 30 août 1892 dans le service de M. Gangolphe, suppléé par M. Rollet.

Ce malade présente des troubles de la miction depuis six ans, plus intenses la nuit. Hier, les mictions étaient très frequentes; dans la soirée, de vives douleurs ont apparu; le matin, il existait une rétention complète. On pratique un cathétérisme évacuateur à son entrée à l'hôpital. Grosse prostate.

31 août. — Le malade est sondé de nouveau. Bains, cataplasmes, lavements opiacés. Les jours suivants, phénomènes de cystite, urines troubles et laiteuses. Pas de douleurs, pas d'albumine.

22 septembre. — T. = 38°8; phénomènes de cystite très marqués malgré la sonde à demeure et les lavages antiseptiques. Troubles digestifs, mauvais état général.

23 septembre. — T. = 40 degrés, phénomènes généraux graves. Urines troubles et purulentes.

24 septembre. — Même état. Cystostomie sus-pubienne par M. Rollet. La vessie est assez volumineuse et se laisse facilement amener à la paroi. Six points de suture muco-cutanée. Sonde de Pezzer dans l'urètre, drainage de la plaie hypogastrique. L'anesthésie a été faite à l'éther; pas trace d'hémorragie.

25 septembre. — Amélioration : il a bien reposé, irrigation vésicale par la sonde et le drain.

11 octobre. — L'état général est excellent; les urines sont normales.

1er novembre. — Le malade mange et se promène; il a, toutes les heures environ envie d'uriner, comme avant l'opération; il localise sa sensation dans le pénis; aussitôt après, l'urine sort en bavant par la fistule.

4 novembre. — M. Gangolphe reprend son service et remet la note suivante : « Le 4 novembre, cet homme présentait un état général excellent; le séjour au lit et une sonde à demeure hypogastrique étaient la seule gêne dont il se plaignait. Je supprimai au bout de quelques jours la sonde et le séjour au lit. Le malade urina par son hypogastre d'une façon constante pendant plusieurs mois; peu à peu il sortit un peu d'urine par l'urètre, la

fistule s'obstrua progressivement, ne donnant lieu qu'à de rares jets d'urine deux ou trois fois dans la journée. Rapidement, la fistule fut fermée ; mais alors la gêne de la miction reparut à peu près entièrement. Plusieurs tentatives de cathétérisme urétral à l'aide de sondes à béquilles moyennes ou petites n'aboutirent pas. En présence de ces difficultés, je me décidai à ouvrir à nouveau la fistule hypogastrique.

On anesthésie le malade à l'éther et je fais une incision hypogastrique (15 juin 1893). L'ouverture faite est juste suffisante pour admettre une grosse sonde n° 21.

Je voulais, en effet, faire porter à ce malade la canule hypogastrique que j'ai présentée. Malgré diverses modifications, cet appareil n'est pas supporté ; le sujet est obèse, le volume du ventre, les plis qui existent au niveau de l'hypogastre gênent le maintien de l'appareil. D'autre part, de petites éruptions furonculeuses survenant de temps à autre autour de la fistule sont la source de douleurs. Bref, je décidai de renoncer au port de tout appareil et de maintenir la fistule hypogastrique en la cathétérisant chaque jour, puisque le canal urétral ne pouvait décidément pas reprendre ses fonctions. Malheureusement, cette solution, fort simple pour un sujet plus adroit et moins obèse surtout, oblige ce malade à rester dans le service. Chaque jour on cathétérise et dilate la fistule. Grâce à ce moyen, le sujet peut uriner volontairement par l'hypogastre et un peu par le canal d'une manière satisfaisante pour se débarrasser. Il mouillerait sa chemise, s'il n'avait soin de maintenir un tampon sur l'orifice et de se déculotter pour uriner ou de s'essuyer après la miction. Au total, pour ce malade la cystostomie sus-pubienne a donné un très bon résultat et je ne vois guère ce que l'on pourrait faire de mieux. »

Juillet 1897. — Nous avons appris que le malade était mort le 12 juillet 1895, plus de deux ans après la cystostomie. Le méat hypogastrique était devenu très fin, le malade a succombé alors à de l'infection urineuse.

OBSERVATION II (inédite).

Hypertrophie prostatique et calculs secondaires à la cystite. — Résection des deux canaux déférents. — Cystostomie sus-pubienne. — Incontinence du méat hypogastrique après un an et demi.

D... Fortuné, soixante-deux ans, demeurant à Menton, entre le 28 novembre 1895, dans le service du professeur Poncet.

Le début des troubles urinaires remonte à trois ans (fréquence des mictions, douleurs, mictions difficiles). Il y a un an, la rétention complète s'établit et, depuis lors, le malade est obligé de se sonder pour pouvoir vider sa vessie. Depuis quelques mois, il doit se sonder toutes les heures, aussi bien la nuit que le jour. Le malade demande un remède plus radical que la sonde pour calmer ses douleurs, éviter la fréquence des cathétérismes, qui ont altéré sa santé et rendent la vie intolérable.

Depuis le début des cathétérismes, les urines ont toujours été purulentes.

Actuellement, les urines offrent un dépôt abondant, l'état général est altéré ; cependant pas de fièvre, l'appétit est assez bien conservé. Constipation.

29 novembre. — Hématurie assez abondante dans la soirée.

Le malade a une orchi-épididymite gauche avec funiculite depuis qu'il subit des cathétérismes. Aujourd'hui, il présente encore un écoulement urétral de même origine et hydrocèle symptomatique (60 à 80 gr.).

Prostate aplatie, dure, hypertrophiée uniformément (il doit s'agir d'un endo-prostatisme).

Incision de 4 centimètres de long sur chaque côté de la verge par M. Poncet. On isole les canaux déférents, le gauche est dur et scléreux. Résection de 8 à 10 millimètres à gauche : de 12 à 15 millimètres à droite.

6 décembre. — Plaie de la résection des canaux est complétement cicatrisée.

11 décembre 1895. — On constate, en faisant un cathétérisme, l'existence des calculs vésicaux. Mais le malade refuse une intervention : ses urines sont plus claires. Le malade n'est obligé de se sonder que toutes les trois ou quatre heures, ne souffre plus, probablement à cause du repos, et part satisfait.

24 février 1896. — Cystostomie par M. le professeur agrégé Curtillet, à Menton, au moment où le malade se disposait à revenir spontanément à Lyon pour subir l'opération qu'il avait refusée il y a deux mois. Les phénomènes de cystite avaient, en effet, augmenté : il fallait quarante à soixante cathétérismes par jour. Douleurs atroces, insomnie complète depuis un mois, urines fétides et troubles. Accès de fièvre presque quotidiens survenant le soir avec frissons et sueurs; perte de l'appétit, mais état général encore satisfaisant, langue humide.

Cystostomie; les muscles grands droits sont très résistants; la vessie oppose une grande résistance à la distension; elle est petite, contractée, cachée derrière les pubis. Il faut relever fortement le cul-de-sac péritonéal avec le doigt recourbé en crochet. On trouve trois calculs des dimensions d'un œuf de pigeon logés dans des cellules de la face postérieure de la vessie; ce sont des calculs phosphatiques pesant ensemble 61 grammes. Prostate saillante dans la vessie en forme de gros col utérin.

Le soir de l'opération, température de 39 degrés; grand bien-être. Malade dort bien.

Suites fort simples.

Juillet 1897. — L'orifice hypogastrique n'est pas complètement fermé. Les mictions se font toutes les deux heures, en même temps par la verge et par le méat hypogastrique. Le malade porte l'appareil de Lafay, et celui-ci retient assez bien les urines, mais il se détériore au bout de quatre ou cinq mois, et doit alors être réparé. Cet homme souffre beaucoup depuis quelque temps et ne peut plus se livrer à aucun travail.

Le jet urinaire sortant par l'orifice abdominal atteint 25 à 30 centimètres. Cet orifice a 2 millimètres de diamètre et se ferme souvent pendant quelques jours : d'où des douleurs vives. Les urines sont purulentes.

Nous croyons qu'il faudra recourir au débridement de la fistule; peut-être y a-t-il eu récidive des calculs.

Observation III (th. Lagoutte, complétée)

(Due à l'obligeance de M. le Dr Hartmann.)

*Prostatique. — Fièvre urineuse. — Grandes diffi-
cultés du cathétérisme. — Cystostomie. — Résultat après plus de quatre ans.*

M. M..., soixante-cinq ans, souffrant depuis longtemps
d'accidents vésicaux, ayant eu, à plusieurs reprises, des
accidents de rétention qui avaient cédé au cathétérisme,
fut pris, le 13 septembre 1891, de rétention à peu près
complète. Nous passons sous silence les débuts de cette
observation fort intéressante, que le lecteur retrouvera
dans la thèse de mon ancien collègue Lagoutte (obs. LV).

Le 18 mai 1893, on pense à la cystostomie à cause de la
difficulté du cathétérisme qui nécessitait une sonde constamment tenue à demeure, en raison aussi de l'état général, de petits frissons, de la température (38°9). Mais on
rejette cette idée; la miction paraît, en effet, assurée par
les cathétérismes qui sont, comme par hasard, faciles
aujourd'hui.

Mais, quelques heures après cet instant d'espoir, accès
de rétention avec grand frisson et fièvre urineuse qui font
craindre pour les jours du malade alité depuis trois mois.
Aussi la cystostomie est-elle décidée : il est convenu qu'elle
sera pratiquée dès que le malade sera un peu remis de son
accès. Cette manière de voir est confirmée par le professeur Poncet (de Lyon) que le malade consulte le 22 mai.

28 mai 1893. — Cystostomie pratiquée par M. le Dr Hart-

mann avec l'assistance du D' Merklen. Les tuniques externes musculeuses de la vessie furent fixées par quelques
points de suture aux lèvres de l'incision musculo-aponévrotique de la paroi ; puis la muqueuse attirée à travers l'incision fut réunie à la peau par des fils de soie à points
séparés.

Une sonde est laissée à demeure pendant huit jours ; au
bout de ce temps, nous enlevons les sutures et la sonde.
L'urine sort constamment au dehors ; mais dès le quinzième
jour, le malade commence à garder son urine. Lorsqu'il se
lève, le vingt et unième jour, il constate que pendant la
station debout il perd la totalité de ses urines, mais que,
couché il en garde la plus grande partie. Nous faisons alors
construire par M. Collin un urinal constitué par une petite
boîte prenant point d'appui sur le pubis, recouvrant la
fistule et maintenue en place par un ressort disposé comme
celui des pelotes destinées à contenir les hernies ombilicales. Un tube permet de collecter les urines dans un réservoir de caoutchouc placé le long de la face interne de la
cuisse.

Chaque soir, le malade se sonde par le nouveau canal
et fait un lavage de la vessie à l'acide borique. Le jour,
il porte son appareil ; la nuit, il se contente de protéger la
fistule qui ne donne rien avec une feuille d'ouate hydrophile et une ceinture de flanelle. Chaque fois qu'il ressent
le besoin d'uriner, il se lève et vide volontairement la
vessie par la fistule. A diverses reprises, le malade a eu de
petites poussées de cystite, qui ont toujours cédé immédiatement à une instillation de nitrate d'argent à 1 pour 100
précédée de la pose à demeure d'une petite laminaire,
identique à celles qui servent à la dilatation utérine. La

première fois que nous avons eu recours à cette dilatation
du trajet par une laminaire, c'était dans le but de déterminer une incontinence temporaire au cas où le nitrate aurait
été mal supporté. Mais il n'y eut pas d'incontinence après
la dilatation de la laminaire ; seulement, comme le nitrate
d'argent fut bien supporté, tout alla pour le mieux. Néanmoins, le passage de la sonde destinée à laver la vessie
fut notablement facilité. (Il devenait un peu plus pénible dix
jours après l'intervention.) Nous avons conseillé au malade
de placer dès lors (mars 1894) pendant deux heures en se
couchant, une petite laminaire dans le trajet quand il trou-
verait le passage de la sonde un peu plus difficile.

18 juillet 1894. — Quatorze mois après la cystostomie,
le malade va très bien et a repris ses occupations depuis
un an. Pas le moindre accès urineux depuis l'opération.
La nuit, il garde parfaitement ses urines ; le jour il ne sait
au juste comment l'urine passe, ayant constamment un
appareil devant sa fistule. A de rares intervalles, il a eu
des envies d'uriner qu'il n'a pu satisfaire, mais qui ont
cédé immédiatement à un cathétérisme fait par la fistule.

Prostate toujours énorme ; le cathétérisme par l'urètre
reste toujours impossible.

La cicatrice longue de 8 centimètres commence au niveau
du pubis, régulière, sans éventration. A sa partie moyenne
on voit un tubercule rose, à peu près circulaire, du diamètre d'une pièce de vingt centimes, saillant comme une
pastille, par rapport à la peau environnante. Sa surface
est un peu inégale, cicatricielle, rosée. Il faut un peu d'attention pour y apercevoir, un peu au-dessus de sa partie
moyenne, une fente en V à sommet dirigé à gauche, fente
dont les bords sont au contact lorsqu'on ne cherche pas à

étaler les parties. C'est le nouveau méat. Il admet un explorateur à boule n° 18, qui détermine au passage une
légère douleur lorsqu'il franchit le point serré du canal et
pénètre dans la vessie. Celle-ci a, depuis le méat abdominal
jusqu'au fond, une longueur de 10 centimètres. Ce fond
est un peu sensible à la pression de l'explorateur. En
ramenant la boule, on constate que, depuis le point où son
talon est arrêté jusqu'à l'extérieur, il y a près de 2 centimètres qui représentent la longueur du néo-canal.

Juillet 1897. — M. le D' Hartmann a l'obligeance de
nous donner les renseignements suivants : M. M.... va
toujours bien. Le canal hypogastrique mesure environ
3 centimètres. Son orifice se trouve à l'extrémité d'une
sorte de pastille un peu saillante qui, à deux ou trois reprises, s'est légèrement enflammée pendant quatre ou cinq
jours, par suite de l'oblitération d'un pertuis filiforme
situé à sa partie supérieure et se terminant sur le trajet
du canal. Bien que j'aie débridé une fois ce petit pertuis,
il s'est reproduit.

Une sonde n° 18, forme bougie, franchit aisément l'entrée du canal, est resserrée à 2 centimètres environ de son
orifice externe, puis pénètre librement dans la vessie.

L'urine est parfaitement claire. Les accès urineux n'ont
pas reparu. Les mictions ont lieu sous forme de jet un peu
en tire-bouchon, toutes les deux heures et demie à trois
heures environ. Le jour, le malade porte un appareil que
je lui ai fait construire par Collin, sur un modèle que j'avais
déjà fait établir en 1889 pour un cancéreux taillé.

La nuit, il reste sans aucun appareil et ne mouille pas
le lit.

Observation IV (inédite).

(Due à l'extrême obligeance du D' Mouchet, de Sens).

*Hypertrophie prostatique. — Empoisonnement uri-
naire. — Impossibilité du cathétérisme. — Continence partielle de l'urètre contre nature.*

Homme de soixante-sept ans, est obligé de se sonder
depuis trois ans environ. Depuis plusieurs mois, ce malade doit pratiquer des cathétérismes très fréquents, au
moins vingt par vingt-quatre heures. Les urines sont
purulentes et fétides. Enfin, l'état général est très mauvais. Lésions rénales probables.

Opération pratiquée par le D' Mouchet (de Sens), suivant le procédé de M. Poncet. Cessation immédiate des
douleurs ; grande amélioration pendant quatre mois.

A partir de cette époque, apparition de crises douloureuses, par suite de l'émission insuffisante des urines par
le méat hypogastrique : aussi fut-il nécessaire de dilater
le trajet de temps en temps.

Dans l'intervalle de ces rétentions, le malade avait de
la continence partielle des urines : au lit, la continence
était à peu près complète.

Le méat hypogastrique avait une forme infundibuliforme. Le canal hypogastrique avait une direction oblique en arrière et en bas ; son calibre était très petit et
avait une grande tendance à l'oblitération.

La prostate était toujours restée très volumineuse.

Le malade est mort de septicémie urinaire, par l'évolution progressive des lésions rénales, dix mois après l'opération.

OBSERVATION V (th. de Faure, complétée).

Cystostomie pour accidents urinaires graves d'origine prostatique. — Guérison. — Continence partielle.

Cl. Th..., soixante-deux ans, de Neuville-les-Dames. Cet homme avait eu, à différentes reprises, des accès de rétention qui avaient disparu à la suite de cathétérismes. Il y a quelques jours, accès de rétention qui se reproduisent malgré les cathétérismes, qui ont en outre provoqué des urétrorragies abondantes.

Quand il entre à l'hôpital, la température est de 39°2, la langue sale; cathétérisme impossible et amène urétrorragie. Cystostomie le lendemain 10 septembre 1895. Les accidents rétrocèdent rapidement et le malade part chez lui en excellent état un mois après l'opération.

10 avril 1896. — Je revois le malade qui a un excellent état général.

Il se plaint de la gêne que lui cause la fistule hypogastrique (il ne porte pas d'appareil); comme l'état de santé est parfait, on tente la fermeture du méat hypogastrique, mais sans résultat, car notre homme éprouve une intolérance invincible pour la sonde à demeure.

Le canal a une longueur de 4 centimètres environ; il est oblique en bas et en arrière, admet une sonde n° 18 et fonctionne assez bien.

Le méat hypogastrique est continent pendant une heure ou deux heures le jour. Après la miction, la nuit, à partir d'une heure ou deux, il y a incontinence et le malade mouille ses draps.

Juillet 1897. — Le malade nous écrit les renseignements suivants : lorsqu'il quitta l'hôpital au mois d'avril 1896, il était, dit-il, dans un triste état et il attribue ce fait aux sondes à demeure qu'on lui avait laissées pour essayer la fermeture de la fistule hypogastrique. Il en résulta une épididymite qui le fit beaucoup souffrir, mais guérit rapidement, sans incident.

L'orifice hypogastrique n'est pas fermé actuellement. Les urines sont retenues pendant une heure environ; le malade évite de se mouiller, en urinant aussi souvent que possible, environ toutes les heures, et en tenant sa vessie évacuée. La plus grande partie des urines passe par la verge, dans des mictions volontaires.

Cet homme n'a pas d'urinal hypogastrique, mais un simple appareil en caoutchouc sur le modèle de ceux que l'on fabrique pour l'incontinence urinaire par voie urétrale.

Cet appareil lui est d'un grand secours, en lui permettant d'uriner très souvent, de tenir sa vessie vide, en sorte qu'il passe fort peu d'urine par la fistule hypogastrique. Le malade préfère cet instrument à l'urinal hypogastrique de Lafay, qu'il a porté pendant un certain temps.

Cet appareil lui sert encore à maintenir un linge sur la fistule et de cette façon les vêtements sont très peu ou pas du tout mouillés. La nuit, cet homme quitte son appareil et tient un drap sur son ventre; il se mouille très peu parce qu'il se lève toutes les deux heures pour uriner.

La santé est excellente. Parfois notre malade ressent quelques douleurs, surtout quand il fait un travail pénible. Il travaille un peu, s'en trouve fort bien pourvu qu'il ne faille pas trop se baisser. Il se fatigue assez vite, mais il ajoute judicieusement que cela pourrait bien tenir à ce qu'il devient vieux. Il est content de sa situation.

OBSERVATION VI (inédite).

Prostatique avec infection urinaire. — Continence partielle du méat hypogastrique.

B... Etienne, soixante-quatorze ans, demeurant à Lyon, entre à l'Hôtel-Dieu dans le service de M. le professeur Poncet au mois de septembre 1895. Depuis six à huit ans les mictions étaient difficiles et il existait de la rétention incomplète des urines.

Août 1895. — La miction est impossible depuis quelques jours et elle se fait maintenant par regorgement. Les urines sont troubles et contiennent beaucoup de pus; les envies d'uriner sont fréquentes, intolérables et ne peuvent être satisfaites. L'état général a considérablement baissé.

Septembre 1895. — Un mois après le début de la rétention, le malade se décide à entrer à l'hôpital. Il présente des signes graves d'empoisonnement urinaire, troubles digestifs, constipation. Température 38°5 à 39 degrés, langue sèche et fendillée.

On pratique immédiatement le cathétérisme qu'on répète les jours suivants, en le faisant suivre chaque fois de lavages vésicaux. Néanmoins, l'état général s'aggrave et M. Rollet pratique la cystostomie sus-pubienne le 16 septembre.

Le malade recouvre alors rapidement ses forces et sort de l'hôpital vingt-quatre jours après l'opération. Il a été manifestement sauvé par l'ouverture vésicale.

20 mars 1896. — La santé est excellente pour l'âge du sujet ; cet homme se plaint d'avoir des urines troubles. On pratique quelques lavages vésicaux et les urines redeviennent claires et limpides.

Le teint est un peu cachectique, mais les forces sont bien conservées.

Les urines claires ne contiennent pas de graviers.

Le méat hypogastrique fonctionne très bien. Il est vertical, avec deux lèvres, l'une droite, l'autre gauche. Son pourtour est un peu érythémateux, mais sans aucune ulcération.

L'appareil de Souel fonctionne bien et retient à peu près complètement l'urine, qui s'écoule par la fente hypogastrique. D'ailleurs, depuis l'opération, le malade urine fréquemment par la verge au moins quatre ou cinq fois par jour et l'urine s'écoule alors seulement par l'urètre. Le malade arrive ainsi à garder facilement ses urines pendant toute la journée sans aucun suintement ; la nuit seulement, de deux ou trois heures après la miction, l'urine s'écoule par le méat hypogastrique.

Ce vieillard est atteint, en outre, d'une hernie crurale gauche et d'une hernie inguinale droite. Il porte donc bandage herniaire et urinal. Malgré ce véritable harnachement et malgré son âge, notre homme travaille facilement pendant toute la journée.

17 juin 1897. — Voici l'état du patient vingt et un mois après l'opération.

L'état général est meilleur qu'avant l'opération. Ce

vieillard est très actif et travaille toute la journée ; il est fort content de sa situation ; ce qui le gêne le plus, dit-il, ce n'est pas la fistule hypogastrique, mais la double hernie dont il est atteint et qui l'oblige au port d'un bandage. Il a ainsi deux bandages : urinal et herniaire.

La miction se fait normalement par la verge, environ dix à douze fois par jour ; l'urine n'a de la tendance à s'échapper par le méat hypogastrique qu'une heure et demie à deux heures environ après la miction.

Le méat hypogastrique est creusé dans un petit cul-de-sac et punctiforme, très difficile à trouver. Il admet facilement une sonde n° 10. Une sonde n° 12 entre à frottement et ramène de l'urine à peu près limpide. Le canal hypogastrique qui conduit dans la vessie est oblique de haut en bas et d'avant en arrière : son calibre paraît assez uniforme, son orifice vésical est nettement marqué par un rétrécissement produisant un arrêt de la sonde, peut-être d'origine musculaire. La longueur de ce canal atteint 8 centimètres.

La prostate est dure, de volume au-dessus de la normale, mais ne paraît pas très déformée. Le cathétérisme peut être pratiqué, mais assez difficilement. Le malade prétend qu'il est trop douleureux et préfère garder son méat abdominal, que subir des cathétérismes répétés.

Le méat hypogastrique est placé à 2 centimètres au-dessus du bord supérieur des pubis et sur la ligne médiane.

Observation VII (th. Lagoutte, complétée).

Cystostomie sus-pubienne pour rétention d'urine datant de dix jours. — Empoisonnement urinaire. Continence partielle depuis plus de cinq ans.

M. F..., de Lozanne, qui présentait auparavant quelques troubles fonctionnels prostatiques, mais n'avait jamais été sondé, fut pris, vers le milieu de mai 1892, d'une rétention brusque d'urine. Il fut alors sondé assez facilement par M. le Dr Charvet, de Chazay-d'Azergues ; quelques jours après, le cathétérisme devint impossible ; depuis dix jours, la vessie n'a pu être vidée que par des ponctions sus-pubiennes faites à des intervalles variés, au nombre de six.

M. Poncet voit le malade le 26 mai 1892 ; une tentative de cathétérisme provoqua une légère hémorragie et ne permit pas d'arriver dans la vessie.

Cystostomie immédiate. Elle présenta quelques difficultés en raison de l'adipose du sujet et de la résistance des grands droits, sous forme de deux sangles anormalement tendues. Le tissu prévésical était grisâtre, offrant tous les signes d'une inflammation septique, mais il n'existait pas d'infiltration urineuse à proprement parler. A l'ouverture de la vessie profondément située, il s'écoule trois quarts de verre d'une urine acajou, d'odeur ammoniacale. Six points de suture fixent vessie et paroi.

29 mai. — L'état général est médiocre. Langue épaisse, sale. T. = 39 degrés.

La paroi abdominale est douloureuse au voisinage du

nouveau méat, surtout à gauche. M. Poncet fait sauter les points de suture du côté correspondant.

30 mai. — Il existe un phlegmon dont le point de départ est le tissu cellulaire prévésical infect, particularité que l'on avait constaté pendant l'opération. Incision de 6 centimètres dans ces tissus phlegmoneux. Dès lors, amélioration progressive.

4 juillet. — Depuis huit à dix jours, il ne passe plus d'urine par le méat hypogastrique. Sept à huit mictions dans les vingt-quatre heures, trois la nuit. Elles ne sont pas douloureuses, sauf une légère cuisson à l'extrémité de la verge, méat en entonnoir à peu près complétement fermé. Bon état général.

19 octobre 1892. — M. Poncet revoit le malade. Le méat hypogastrique n'est plus représenté que par une cicatrice sous-ombilicale déprimée, répondant à la plaie sus-pubienne.

9 juin 1893. — A l'angle inférieur de la cicatrice, il existe un petit pertuis des dimensions d'une tête d'épingle, d'où l'urine s'échappe quelquefois sous forme d'un très petit filet lors de la miction. Quelquefois aussi, lorsqu'il fait un effort, le malade se sent mouillé.

Malade va très bien. Miction beaucoup moins fréquente qu'avant l'opération.

5 juillet 1894. — Etat général excellent. La miction se fait par les voies naturelles toutes les quatre ou cinq heures. Il reste toujours un léger pertuis par où suinte de temps en temps l'urine.

Depuis l'opération, M. F... a eu deux ou trois fois quelques légers accidents de prostatisme, mais pas de rétention complète.

Juillet 1807. — M. le Dr Charvet, de Chazay, a l'extrême obligeance de nous envoyer les renseignements suivants :

La miction se fait à la fois par l'urètre et par le méat hypogastrique. Celui-ci est recouvert par une bride cicatricielle verticale longue de 2 centimètres, large de 1 centimètre, épaisse de 5 à 8 millimètres. A gauche de la bride se trouve un pertuis à peine visible, par lequel l'urine s'écoule constamment. A droite se voit un orifice qui donne passage à l'urine, seulement pendant la miction, sous la forme d'un jet très mince projeté à 20 centimètres environ, puis vaporisé.

Trois à quatre fois par an, sous l'influence d'un travail ou de légers écarts de régime, M. F... est pris de rétention. Il essaye le cathétérisme sans jamais y réussir et fait appeler M. Charvet. A deux reprises, le médecin put introduire une sonde n° 3 dans l'orifice situé à droite de la bride. Le suintement continue à gauche pendant la rétention (tandis qu'à droite il y a rétention complète). Les autres fois, il dut pratiquer des ponctions, et dès le lendemain, la miction se rétablissait par voies normale et anormale.

Etat général bon : le malade porte un appareil, en raison du suintement et celui-ci recueille bien les urines.

Le méat hypogastrique est immédiatement au-dessus des pubis, le canal admet une sonde n° 3, il est coudé et a une longueur de 4 centimètres environ.

Observation VIII (inédite).

(Due à l'obligeance du Dr Chaboux, de Belley).

Prostatique. — Fièvre urineuse. — Cathétérisme impossible. — Tumeur vésicale. — Incontinence.

Vieillard de quatre-vingt-neuf ans, atteint de rétention complète d'urine depuis plus d'un mois, ayant subi de nombreux cathétérismes et plusieurs ponctions de la vessie; entre à l'hôpital de Belley, en novembre 1893.

Phénomènes de dépression, inappétence, langue sale, frissons violents, température 39°5. Une sonde introduite dans l'urètre avec de grandes précautions provoque une véritable hémorragie. A huit heures du soir, ponction de la vessie pour soulager le malade qui accuse de vives douleurs.

Le lendemain matin, opération de Poncet pratiquée, avec l'assistance du Dr Bennais, par le Dr Chaboux. On trouve dans la vessie remplie de caillots une masse friable et fongueuse implantée au niveau du col, qu'on attire au dehors et qu'on enlève après l'avoir liée à sa base (l'examen histologique n'en a pas été fait).

Depuis cette opération, les hémorragies ont complètement disparu, la température revint à la normale et l'appétit reparut rapidement. Le méat hypogastrique resta toujours incontinent; malgré cette infirmité, le malade était heureux de ne plus souffrir et de n'avoir plus besoin des sondages qui amenaient chaque fois des hémorragies lui causant une vive frayeur. Il était non moins satisfait d'avoir recouvré l'appétit et d'avoir quitté la fièvre, qui le tenait depuis longtemps.

Cet homme est mort le 20 avril 1895, emporté par une grippe.

OBSERVATION IX (thèse Bonan, complétée).

Cystostomie pour rétention d'origine prostatique. — Cathétérisme impossible. — Incontinence.

A. G... tonnelier à Bruissieu (Rhône). Robuste santé. Pas de maladie antérieure; les troubles urinaires datent de la fin de 1890 (difficulté de la miction, quelques douleurs au bout de la verge). Progressivement les envies deviennent plus fréquentes et en même temps plus vives. Aussi l'écoulement se faisant goutte à goutte, elles causaient au malade une torture de tous les instants.

Au mois d'avril 1891, rétention brusque pendant la nuit. Le malade fut sondé assez facilement par le médecin seize heures après le début des accidents. Le lendemain, nouvelle rétention, nouveau cathétérisme. Le malade apprend à se sonder. Urétrorragie légère les jours suivants, en même temps que le sondage devient laborieux, douloureux et très fréquemment répété.

Insomnie habituelle, inappétence, amaigrissement, douleurs à peu près constantes. Le malade n'éliminait d'ailleurs à la fois que quelques gouttes de liquide.

C'est dans cet état qu'il fut envoyé à l'Hôtel-Dieu, le 9 mai 1891. A son entrée, la région hypogastrique est saillante; le malade dit qu'il n'a pas uriné depuis quarante jours. L'interne de service ne parvenant pas à passer la sonde a recours à la ponction hypogastrique.

Deux heures après, devant l'imperméabilité persistante du canal, M. Poncet pratique la cystostomie.

Œdème du tissu cellulaire. On voit sourdre un jet d'urine continu par l'orifice qu'a laissé l'aiguille de Potain. Il y a encore une grande quantité d'urine dans la vessie, malgré la ponction capillaire.

Neuf jours après, le malade demande sa sortie.

L'incontinence persista pendant deux à trois semaines. A la suite, le malade put garder ses urines pendant une heure ou deux, au bout desquelles le suintement spontané se reproduisait. Un mois et demi après l'opération, il reprenait ses occupations.

10 mai 1892. — Le suintement persiste. Quelquefois seulement il ne se reproduit que trois ou quatre heures après la dernière évacuation. Malgré cela, le malade continue son travail, se contentant de maintenir un bloc de coton hydrophile sur l'hypogastre.

Malgré plusieurs tentatives de cathétérisme, jamais une goutte d'urine n'est sortie par l'ancien urètre.

On constate un petit orifice, à un pouce au-dessus de la symphyse, au fond d'une dépression en forme d'ombilic. Le trajet du nouvel urètre est légèrement oblique de haut en bas et d'avant en arrière.

Le conduit permet le passage d'une assez forte canule. Sur un point de l'orifice, on aperçoit une sorte de bourgeon rouge vif, qui semble appartenir à la muqueuse vésicale herniée. La canule obturatrice s'adapte de ce fait assez mal.

1er septembre 1894 (Lagoutte). — Les urines passent par la fistule et s'écoulent par intervalle. Le jour, le malade sent le besoin d'uriner ; la nuit, quand il dort profondément, l'urine s'écoule une fois ou deux sans qu'il s'en aperçoive. La muqueuse vésicale tend toujours à faire hernie, surtout après un travail pénible. Malgré son infirmité, le malade peut continuer à gagner sa vie de son métier de tonnelier.

Juillet 1897. — Nous recevons les renseignements suivants : l'urine suinte d'une manière continue. Quelquefois elle est retenue pendant dix ou quinze minutes. Il existe une hernie vésicale du volume d'une fraise ayant 3 centimètres environ de diamètre, mais se réduisant assez facilement d'ordinaire. Le méat se trouve à droite du champignon hernié. Le trajet n'existe pour ainsi dire pas ; l'index pénètre facilement dans la vessie qui ne présente, pour ainsi dire, plus de cavité, quand il y a hernie et on sent alors la muqueuse ramollie et tuméfiée. Parfois, la miction se fait par la verge, mais seulement quand la hernie vésicale s'oppose à l'issue de l'urine.

Le malade ne porte pas d'appareil ; il ne sait pas sans doute qu'il en existe actuellement qui sont devenus pratiques.

Son état général est bon et il peut toujours faire quelques petits travaux de tonnellerie.

Observation X

*Prostatique avec infection. — Incontinence du méat
hypogastrique.*

D..., Claude, âgé de soixante-dix-sept ans, demeurant
à Lyon, rue Duguesclin, 205.

Cet homme entre à l'Hôtel-Dieu dans un état grave et
avec de la rétention absolue datant de vingt-quatre heures.

Depuis quelques années, il présente les troubles ordinaires des prostatiques avec rétention incomplète et a subi
un traitement assez régulier par le cathétérisme. Trois
semaines avant son entrée, les urines étaient devenues
manifestement troubles et des troubles digestifs s'étaient
déclarés.

15 septembre 1895. — Depuis vingt-quatre heures,
rétention absolue.

Le cathétérisme pratiqué en ville et essayé de nouveau
à l'hôpital a amené une urétrorragie assez abondante,
mais la sonde n'a pas pénétré dans la vessie. Le réservoir
urinaire remonte jusqu'à l'ombilic; la prostate est hypertrophiée en masse, bosselée, très dure et particulièrement
développée à droite.

La langue est sèche, fendillée. Anorexie complète.
Constipation opiniâtre.

Un grand bain chaud ne provoque pas la miction.

Cystostomie sus-pubienne par M. Poncet. Cette intervention amène rapidement la disparition des accidents d'infection urinaire et l'abaissement de la température, qui
atteignait 39 degrés à l'entrée.

Le malade part chez lui trois semaines après l'intervention, muni d'un appareil de Souel.

Janvier 1896. — Revient avec de légers accidents de rétention causés par le rétrécissement du méat hypogastrique. On fait un léger débridement sans anesthésie.

25 février. — Le débridement n'a pas suffi : le rétrécissement s'est reproduit. On fait avec le bistouri boutonné et sans anesthésie une incision cruciale qui n'est nullement douloureuse.

15 avril. — On fait aujourd'hui un examen du canal hypogastrique qui est assez large pour admettre une sonde numéro 16 et à une longueur de 5 à 6 centimètres environ. Il est oblique en bas et en arrière et semble se continuer sans ligne de démarcation bien nette avec la vessie. L'orifice hypogastrique a la forme d'un sillon avec deux lèvres, l'une droite, l'autre gauche, assez irrégulières ; il est petit et difficile à découvrir.

Cet homme garde complètement ses urines dans la position horizontale ; dans la station debout, il y a incontinence au bout d'une demi-heure environ. L'urine est recueillie à peu près complètement par l'appareil de M. Souel ; quelques gouttes suintent cependant le long des poils.

Le 25 avril 1896, nouveau débridement pour rétention d'urine. L'orifice hypogastrique est excessivement petit. On y place une sonde à demeure pendant quelques jours, pour empêcher le nouveau rétrécissement.

Le cathétérisme urétral est impossible. La prostate est énorme, très bosselée.

Le 21 juin 1897, nous revoyons le malade vingt et un mois après la cystostomie ; son état général est excellent.

Incontinence urinaire complète par le méat hypogastrique. Jamais de miction par la verge : il ne s'écoule pas une seule goutte d'urine par le méat urétral. *La prostate est toujours énorme, très dure, fibreuse et bosselée.*

Il n'y a pas, à proprement parler, de canal hypogastrique, mais seulement un orifice hypogastrique à fleur de peau, admettant le petit doigt : la muqueuse vésicale fait une légère hernie par ce méat, dans les efforts de toux. Ce méat est sur la ligne médiane et à 4 centimètres au-dessus du bord supérieur des pubis. L'appareil de Souel fonctionne assez bien et recueille à peu près complètement les urines. Le malade est content de sa situation et peut vaquer à quelques occupations.

Le méat hypogastrique est allongé verticalement et présente deux lèvres, l'une droite, l'autre gauche. Le pourtour n'est pas enflammé, depuis que le malade a soin de raser tous les huit jours les poils de la région.

La vessie n'est pas enflammée et les urines sont claires.

OBSERVATION XI (inédite).

Cystostomie pour rétention d'urine chez un prostatique avec infection urinaire. Incontinence du méat hypogastrique.

Ch..., 79 ans, marchand de journaux, demeurant à Lyon, entre le 9 juillet à la clinique chirurgicale de M. Poncet, 1895.

Au mois de janvier dernier, accès de rétention et miction par regorgement pendant quelques jours. Dès lors, rétention incomplète, mictions fréquentes, difficiles et douloureuses jusqu'au mois de mars. Alors s'étal... définitivement l'incontinence par regorgement jusqu'à l'entrée à l'hôpital.

9 juillet 1895. Le malade n'a jamais suivi de traitement, n'a jamais été sondé. Il arrive avec un œdème considérable des membres inférieurs, une vessie remontant jusqu'à l'ombilic et de l'incontinence par regorgement. On retire par le cathétérisme deux litres et demi d'urines purulentes. Le lendemain, cathétérisme également. Le vieillard a une température de 40 degrés, une langue sale, un peu de délire et se plaint constamment.

11 juillet 1895. Cystostomie par M. le Dr Curtillet, suites normales.

24 août 1895. Plus de fièvre. État général très bon.

L'orifice hypogastrique est allongé dans le sens vertical ; les bords se continuent avec la peau sans limites de démarcation apparentes, en formant une sorte de petit entonnoir.

Toute l'urine sort par la plaie abdominale. Il n'y a pas, à proprement parler, de miction ; l'urine suinte incessamment et elle est recueillie par un urinal Lafay. Cet appareil fonctionne parfaitement et recueille la totalité des urines, sans les laisser suinter sur son pourtour. Cependant, lorsque le malade étant assis se penche fortement en avant, il se fait un léger suintement par la partie déclive. Le malade est très satisfait.

Juillet 1897. Nous apprenons par une dame charitable qui le soignait avec un grand dévouement, que ce malade est mort à l'hospice des vieillards de la Charité, au mois de novembre 1896, c'est-à-dire seize mois après la cystostomie.

Ce vieillard de quatre-vingts ans portait un appareil qui fonctionnait assez bien; il ne s'est jamais alité et est mort d'une affection indépendante de l'arbre urinaire.

L'incontinence était complète : à un moment, l'urine eut de la tendance à reprendre son cours normal; les souffrances devinrent alors très vives et pour les éviter, le malade dilata sa fistule qui reprit ses fonctions, d'où disparition immédiate des douleurs.

Malheureusement, cet homme âgé et infirme ne pouvair entretenir la propreté de son appareil ; chaque jour, il allait demander des soins au dehors, chez cette dame dont nous avons parlé. Il put ainsi maintenir la propreté et vivre ; dans les salles d'infirmerie de l'hospice, personne n'avait eu l'obligeance de lui rendre ce service.

OBSERVATION XII

Hypertrophie prostatique. — Extraction de cinq calculs par la taille sus-pubienne. — Méat hypogastrique incontinent. Résultat heureux. — (Société de médecine de Lyon 18 juillet 1896[1].)

M. Vincent, chirurgien de la Charité, présente cinq calculs extraits par la taille sus-pubienne, chez un vieillard de soixante-quatorze ans.

[1] M. Vincent a opéré il y a six mois un malade fort âgé atteint de calculs et hypertrophie prostatique. Depuis l'opération l'état général est parfait ; les urines sont bien gardées par l'appareil de Souel (il y a incontinence cherchée par M. Vincent) et ce malade peut remplir ses occupations mieux qu'avant l'intervention (communication orale au moment de notre publication).

Cet homme avait été soigné à Rome pour des abcès prostatiques, il y a vingt ans. Depuis vingt ans, il se fit lithotritier à Paris par M. Guyon; il y a un an et demi, le même chirurgien brisa la pierre au même sujet et le renvoya en lui affirmant qu'il était guéri. Nonobstant, les douleurs symptomatiques de la pierre ne firent qu'augmenter. Les hématuries incessantes, les pertes sanguines hémorroïdaires qui accompagnaient les efforts de la miction, l'insomnie, les souffrances perpétuelles qui étaient la conséquence du besoin d'uriner constant, les cathétérismes répétés presque toutes les heures dans les derniers mois avaient réduit ce malade aux dernières limites de la cachexie. Les spasmes de la vessie avaient, en outre, provoqué la formation de deux grosses hernies inguinales, ainsi que des hémorroïdes fluentes.

La complexité du cas et l'émaciation du sujet ne permettaient pas de songer à une autre intervention qu'une scystostomie sus-pubienne suivie d'une fistule, car la prostate était énorme, la suppuration de la vessie abondante. Par la voie périnéale, nous aurions eu à craindre l'hémorragie et l'infection. Je voulais avoir une fistule urinaire de longue durée pour guérir cette vessie.

Il y a longtemps que j'ai insisté sur ce mode de traitement. En 1888, je ne pensais qu'à faire une boutonnière périnéale. Je fais encore celle-ci lorsque je n'ai pas besoin de mettre la vessie au repos. Dans le cas de cystite ancienne par hypertrophie prostatique, je reconnais que la proposition de M. Poncet est juste et qu'il faut préférer l'établissement d'un méat urinaire sus-pubien, qui persiste plus qu'un méat périnéal.

J'ai donc pratiqué chez mon malade la taille hypogastrique, en ayant soin de coudre la paroi antérieure de la vessie à la paroi abdominale, comme on procède pour l'entérostomie iliaque, à la façon de Nélaton. Non seulement je trouvai un calcul: le cathéter, du reste, ne me laissait aucun doute. Mais cette vessie était une carrière. Le 4 février 1896, j'ai extirpé cinq calculs : les deux petits et les deux moyens doivent représenter les éclats d'un gros calcul brisé par le lithotriteur. Le gros calcul n'avait jamais été atteint par le brise-pierre; il était caché dans le bas fond de la vessie, en arrière de la prostate qui le recouvrait entièrement; il était absolument impossible de l'atteindre avec le lithotriteur. J'ai eu beaucoup de peine à l'extraire avec une pince-tenette au milieu des fongosités et des matières pultacées qui l'enveloppaient au-dessus de la prostate énorme. La prostate constituait et constitue encore une grosse tumeur du volume d'une orange. Lorsque le chirurgien de Paris affirma que la vessie ne contenait plus de calculs, ceux-ci se trouvaient momentanément refoulés et cachés au-dessous de la prostate, c'est chose certaine.

Le gros calcul forme une pyramide à base triangulaire de 5 centimètres de côté et de 4 centimètres de hauteur Le noyau des calculs est constitué par des urates.

Suites opératoires très simples. Lavages vésicaux à la résorcine mieux tolérés que les lavages boriqués.

L'opéré avait un catarrhe pulmonaire et des hernies qui ont un peu compliqué la situation, mais néanmoins, il s'est remis rapidement. Le sommeil étant récupéré par suite de la disparition des douleurs vésicales, l'appétit revenant grâce à la cessation de l'intoxication urineuse, il a bientôt pu se lever. Quand il s'est agi de lui placer un urinal, nous nous sommes trouvé en présence d'une grande difficulté tenant à la présence des hernies inguinales qui entouraient la fistule urinaire.

J'avais d'abord pensé résoudre le problème en faisant construire par M. Souel un appareil unique ; c'était l'appareil ordinaire, muni en plus d'une couronne de caoutchouc rayonnant autour de la cuvette collectrice des urines. Nous eûmes beau gonfler cette couronne soutenue par des armatures d'acier, les hernies filaient toujours au-dessous. Alors, j'ai supprimé la couronne et fait faire, après bien d'autres essais infructueux, deux pelotes herniaires indé - pendantes, ayant des bords concaves du côté de la cuvette. Les appareils de contention herniaire et de collection d'urine fonctionnent si bien que mon opéré fait, en ce moment, le voyage de Rome, dit-on, comme un jeune homme (juillet 1896). Sa santé s'est rétablie au point de le rendre méconnaissable.

Je signalerai une hernie de la muqueuse vésicale qui m'a obligé à rétrécir la fistule urinaire. L'orifice punctiforme suffit à l'évacuation de l'urine.

Dans ce cas, je ne crois pas que la miction devienne jamais volontaire, parce que la vessie a perdu toute sa souplesse pour devenir un simple réservoir, et que, d'autre part, la prostate est si grosse qu'elle ne laisse entre elle et la paroi postérieure de la vessie qu'un espace lamellaire virtuel. *Néanmoins, le résultat est des plus heureux. L'opéré doit la vie à la cystostomie sus-pubienne et l'infirmité relative qu'il garde lui permet de remplir ses importantes fonctions sociales avec une liberté qu'il avait perdue depuis longtemps.* Je suis heureux de faire connaître ce résultat inespéré en en reportant l'inspiration à mon collègue M. Poncet.

En terminant, j'ajouterai encore que chez les vieux prostatiques la cystostomie sus-pubienne et l'établissement d'une fistule urinaire sont bien supérieurs comme innocuité aux ponctions capillaires, et aussi aux sondages répétés, au seul point de vue de l'hypertrophie de la prostate et du catarrhe vésical.

Juillet 1897. — L'opéré est en excellent état de santé, ne souffre plus et remplit les devoirs de sa situation avec une facilité véritablement surprenante. Il a pu faire le voyage de Rome plus facilement que les gens de son âge.

Il porte un appareil qui remédie parfaitement à l'incontinence hypogastrique, aussi bien la nuit que le jour. Il vide son appareil toutes les cinq ou six heures, ne se réveille jamais la nuit. En somme, sa situation est préférable à celle des vieillards de soixante-quinze ans qui ont ordinairement des besoins d'uriner la nuit et sont obligés le jour de pisser toutes les deux ou trois heures.

Observation XIII

(Due à l'obligeance de M. Jaboulay)

Calcul vésical et hypertrophie de la prostate. — Cystostomie sus-pubienne. — Récidive de calculs. — Incontinence du méat hypogastrique.

Il s'agit d'un vieillard de soixante-dix ans, qui présentait depuis plusieurs années des signes de calcul de la vessie (douleurs, hématuries, etc.). D'autre part, la prostate était volumineuse et le cathétérisme était difficile.

M. Jaboulay pratique une taille sus-pubienne, mais elle se transforma en fistule hypogastrique, en raison de l'état de la prostate, et continua à livrer passage à l'urine, en presque totalité, pendant deux ans. Le malade urinait en partie par la verge, en partie par le méat hypogastrique. L'urine était retenue fort peu de temps et il y avait, à proprement parler, de l'incontinence hypogastrique presque continuelle. La fistule jouait le rôle de soupape de sûreté, la miction étant à peine possible par la verge. Bien que ce vieillard eût témoigné le désir, à plusieurs reprises, d'être débarrassé de l'orifice hypogastrique, M. Jaboulay ne jugea pas à propos de tenter l'oblitération à cause du volume de la prostate.

Deux ans après, de nouveaux calculs s'étaient reformés : c'étaient des calculs phosphatiques, alors que le premier était un calcul urique.

M. Jaboulay pratiqua l'extraction de ces graviers, en élargissant la fistule, et dans la même séance fit la résection des canaux déférents.

L'incontinence hypogastrique persista : l'appareil retenait assez mal les urines. Il sembla cependant que la miction par la verge était plus facile depuis la dernière intervention et que l'urine avait de la tendance à reprendre son cours normal. Malheureusement, quelque temps après, le malade mourut d'une complication. L'autopsie ne put être faite.

Observation XIV (personnelle).

Prostatique calculeux. — Cystostomie sus-pubienne. Résultat heureux.

L..., soixante-dix-neuf ans, ancien juge. Ce vieillard vint consulter notre maître, M. le professeur M. Pollosson pour des douleurs violentes dans le ventre, apparaissant surtout après la marche et à la fin de la miction. Le début de ces douleurs remonte à deux ans et depuis deux ou trois mois, elles sont devenues intolérables.

Ce malade raconte que, depuis dix ans, il éprouvait de la gêne dans la miction et que la force du jet était très affaiblie. Les urines sont fréquemment troubles. Jamais d'hématuries, ni de rétention complète. Les mictions sont fréquentes surtout la nuit et très difficiles.

Depuis deux ou trois ans, cet homme qui ne vide jamais complètement sa vessie était obligé de se sonder de temps en temps. Le cathétérisme était relativement facile, mais la sonde subit un ressaut dans la région prostatique.

État général bon, vu l'âge du sujet. M. le professeur Pollosson pratiqua l'exploration de la vessie et reconnut un calcul dont la consistance lui parut fort dure. Le toucher rectal révélait une notable hypertrophie de la prostate, portant surtout sur le lobe moyen. En raison de la coexistence du calcul et de l'hypertrophie prostatique, notre maître résolut de pratiquer la cystostomie sus-pubienne.

30 septembre 1896. — L'opération permet d'extraire un calcul à noyau formé d'acide urique d'un diamètre de 4 à 5 centimètres. Tubes Périer-Guyon dans l'orifice cutanéo-muqueux.

7 octobre 1896. — Ablation des tubes Périer-Guyon. Un peu de suppuration des sutures à la partie supérieure de la plaie.

Le malade se plaignait de quelques douleurs le soir, dues sans doute à la pression des tubes.

L'état général est excellent.

10 novembre 1896. — Le malade quitte sa chambre particulière en excellent état. La plaie est complètement cicatrisée ; il existe là un orifice en cul-de-poule admettant une sonde n° 16.

L'urine est recueillie presque complètement par un urinal hypogastrique de Souël. La continence du méat hypogastrique est d'une heure environ. Quand le malade urine volontairement, l'urine s'écoule moitié par l'urètre, moitié par le méat hypogastrique.

Les douleurs ont complètement disparu ; l'urine est limpide.

12 janvier 1897. — Depuis huit jours, hémorragies légères dues manifestement aux bourgeons charnus qui se sont développés au niveau de l'orifice hypogastrique ; une cautérisation au nitrate d'argent les arrête aussitôt.

Plus de douleurs, les urines sont claires, l'état général est parfait.

Le canal hypogastrique, long de 7 centimètres environ, est oblique en bas et en arrière ; il admet une sonde n° 16, dans une étendue de 4 centimètres, puis présente une sorte de valvule suivie d'une portion rétrécie admettant seulement une bougie n° 10. La continence dure une heure à une heure et demie. A partir de ce moment, il y a incontinence hypogastrique et le malade porte un urinal.

12 avril 1897. — Je revois le malade : pas de douleurs, bon appétit, état général très bon. Ce vieillard de soixante-dix-neuf ans, infirme et débile, a repris sa gaîté et sa vivacité ; il peut sortir chaque jour quelques heures et paraît rajeuni de vingt ans, selon l'expression de son entourage.

Les urines sont claires, mais fortement acides, malgré l'usage quotidien du bicarbonate de soude (3 grammes).

Les besoins d'uriner se font sentir environ toutes les deux heures, aussi bien la nuit que le jour, et l'urine s'écoule par les deux méats; depuis quelques jours, les mictions semblent se faire par l'urètre. Dans l'intervalle, un peu d'incontinence, sauf la nuit, au bout de deux ou trois heures. Pour ce motif, il porte un urinal de Souël.

Quant au canal, il est aujourd'hui ce qu'il était le 12 janvier. Le méat hypogastrique a un aspect infundibuliforme et n'offre aucune de ces fongosités constatées il y a trois mois. Il est situé à trois centimètres environ au-dessus du bord supérieur des pubis.

13 novembre 1897. — Nous voyons M. L..., quatorze mois après la cystostomie; il est parfaitement continent le jour et pisse toutes les trois heures par la verge; la nuit il porte son appareil, pour ne pas être mouillé.

Autour du méat hypogastrique, pas d'érythème. Etat analogue à celui du mois d'avril. M. L... a engraissé, est méconnaissable, fait ses affaires beaucoup mieux qu'autrefois, voyage, et semble rajeuni de vingt ans pour son entourage; lui-même exprime une reconnaissante satisfaction pour son chirurgien.

OBSERVATION XV (thèse Lagoutte, complétée).

Cystostomie pour rétention chronique avec cachexie urinaire chez un vieux prostatique. — Incontinence partielle.

M. L. G..., ancien juge à Lyon, quatre-vingt-un ans, présentait depuis sept à huit ans des accidents de prostatisme. A la suite d'un accès de rétention. M. G.., fut obligé de recourir définitivement au cathétérisme pour évacuer sa vessie.

Depuis quinze mois, le malade souffre de plus en plus. Les envies d'uriner sont très fréquentes et nécessitent quinze à vingt cathétérismes dans les vingt-quatre heures. Les urines sont fétides, ammoniacales. L'amaigrissement est très prononcé et le malade présente tous les signes de la cachexie urinaire.

Le 27 mai 1892. — M. Poncet est alors appelé et pratique la cystostomie sus-pubienne, en présence de M. le professeur Rollet.

La vessie avait une muqueuse saignante, tapissée d'un enduit calcaire. C'était un véritable égout rempli de détritus. Le malade se remit promptement. Quatre mois après l'opération, il avait engraissé de sept kilogrammes et repris sa vie habituelle. L'incontinence était à peu près complète et nécessitait le port d'un urinal.

En octobre 1892, douleurs vésicales et légères hématuries par le nouveau méat. M. Poncet pensa à la présence de calculs.

17 novembre 1892. — Anesthésie, débridement du nouvel urètre. On retire cinq calculs à noyau d'acide urique, du volume d'un gros pois à celui d'une petite amande.

Une inspection minutieuse du réservoir révèle une transformation complète de cet organe. La muqueuse est lisse et saine et ne présente plus ni fongosités, ni ulcérations appréciables au doigt. Cet organe de vieillard est devenu une vessie de jeune homme.

Depuis lors, l'état général s'est maintenu excellent, mais à deux reprises on a dû de nouveau recourir au débridement du méat pour extraire des calculs vésicaux. A chaque fois, au bout de quelque temps, l'orifice se rétrécit, l'incontinence diminue et le malade peut garder ses urines une heure et demie. Mais bientôt de nouvelles douleurs se font sentir, dénotant la formation de calculs. Après leur extraction, tout rentre dans l'ordre.

Chez ce malade, les phénomènes de cystite n'ont jamais complètement disparu. Les urines sont toujours troubles. Aussi chaque jour, procède-t-il au lavage soigné de sa vessie et du pourtour de sa fistule. L'incontinence est partielle; il porte un urinal, mais, malgré son infirmité, il conserve ses habitudes, fréquente le cercle, le théâtre.

Octobre 1894. — M. Lagoutte revoit le malade qui revient de la campagne où, en quelques mois, il a engraissé de cinq kilogrammes.

Juin 1897. — Ce vieillard est mort à cette date, de lésions ascendantes urinaires consécutives à la repullulation des calculs. Il a toujours été complètement incontinent, à cause des nombreux débridements nécessités par l'infection chronique de la vessie. L'incontinence était parfaitement supportée, grâce à l'urinal de la maison Lafay, qui permettait les occupations et les plaisirs de cet âge.

OBSERVATION XVI (th. Lagoutte, complétée).

Cystostomie chez un prostatique. — Mort deux ans après. — Incontinence du méat hypogastrique.

B..., soixante-huit ans, entre à l'Hôtel-Dieu le 20 janvier 1894, avec de l'incontinence par regorgement d'origine prostatique.

Les troubles urinaires remontent à deux ans. Depuis le mois de novembre dernier, la rétention est complète; jamais le cathétérisme n'a été pratiqué.

La vessie remonte jusqu'à l'ombilic; l'état général est assez bon. Cet homme, cependant, ne se nourrit que de laitage depuis longtemps, toute autre nourriture lui répugnant.

Cystostomie : suites très simples.

29 mars. — Malade quitte l'hôpital. Le méat hypogastrique n'est pas encore constitué. Il existe autour de l'orifice une petite surface ulcérée, bourgeonnante, large comme une pièce de 50 centimes. L'incontinence est absolue aussi bien la nuit que le jour. Le malade a un peu uriné par la verge dans les derniers jours.

27 septembre 1894. — L'incontinence était encore complète : la fistule tendait à s'oblitérer de temps en temps.

Juillet 1897. — Nous apprenons par sa femme que cet homme est mort le 21 mai 1896. Il a succombé ayant gardé toujours son incontinence, mais après avoir uriné beaucoup de sang et après avoir souffert pendant deux ou trois mois. Nous croyons qu'il y a eu formation secondaire de calculs, d'après les renseignements très détaillés qui nous sont fournis.

OBSERVATION XVII (th. Lagoutte).

Cystostomie pour rétention et infection urinaire aiguë.
— Incontinence.

L... Claude, quatre-vingt-cinq ans, cultivateur. Lé···

gers troubles urinaires depuis plusieurs années. Il y a quatre ans, rétention complète. Cathétérisme : tout rentre dans l'ordre.

Depuis un an, aggravation marquée des symptômes; mictions plus fréquentes et plus difficiles. Il y a dix jours, rétention aiguë ; hémorragie abondante par le cathétérisme. Persistance des accidents. On pratique une ponction sus-pubienne, et le malade est envoyé à l'Hôtel-Dieu.

2 mai 1893. — A son arrivée, vessie remontant à l'ombilic. Malade anxieux ; faciès animé. Température rectale, 39°3. Langue sale, collante,

Cystostomie : écoulement d'un flot d'urines louches d'odeur fortement ammoniacale.

Le malade se rétablit lentement. Les troubles gastro-intestinaux persistent pendant quelques jours, et la plaie a mauvais aspect.

En septembre 1894, ce vieillard était encore vivant, mais incontinent. Nous n'avons pas pu avoir des nouvelles de lui depuis cette époque.

Observation XVIII

*Accident de rétention d'origine prostatique. — Uré-
trorragie abondante. — Cystostomie. — Incontinence du méat hypogastrique.*

G. L..., soixante-quatorze ans, demeurant à Lyon, est apporté à l'Hôtel-Dieu, le 7 décembre 1891, dans un très mauvais état général, avec une rétention datant de trois ou quatre jours, au dire du malade, et une énorme tumeur sus-pubienne remarquée aussi par l'entourage.

Le malade n'a eu aucun accident antérieur du côté de la miction.

On constate une prostate très hypertrophiée et des fausses routes. De plus, les cuisses et le ventre sont couverts de sang, ainsi que le pénis. L'urétrorragie serait survenue dans la nuit. On a trouvé le malade couvert de sang dans son lit. Il y aurait eu des tentatives réitérées de cathétérisme.

Impossibilité de passer dans la vessie.

Cystostomie : Tous les accidents disparaissent.

Un mois après, on essaye de rétablir le cours des urines par la voie urétrale. Les sondes passent difficilement ; il ne semble pas qu'elles aient pu entrer jusque dans la vessie.

Lavages à l'eau boriquée qui ne pénètre dans le réservoir urinaire que grâce à des pressions fortement exercées sur le piston de la seringue.

Aucune goutte d'urine n'est spontanément sortie par la verge, pas même à l'aide de grands efforts combinés avec l'oblitération digitale du trajet fistulaire.

L'incontinence est à peu près constante, sauf pendant la première heure qui suit l'évacuation provoquée ; une canule favorise la contention.

16 octobre 1893. — Le malade revient à l'Hôtel-Dieu. Il perd ses urines, et remédie à son incontinence avec un appareil construit par M. Martin (voy. th. Bonan, p. 142).

Le capuchon de l'appareil étant tombé dans la vessie, il vint à la visite. Depuis, il nous a été impossible de le retrouver.

OBSERVATION XIX (inédite).

(Due à l'obligeance de M. le D⁰ Duchamp, de St-Etienne).

*Cystostomie sus-pubienne depuis cinq ans. — Méat
hypogastrique continent.*

M. M..., âgé de soixante-quatre ans, habitant dans la
banlieue de Saint-Etienne, avait, depuis quelques années,
des accidents de prostatisme qui s'étaient récemment
aggravés : la rétention d'urine était peu à peu devenue
absolue. Le cathétérisme avait été pratiqué et, depuis
trois ou quatre jours, une fausse route l'avait rendu
impossible. La ponction de la vessie avait été faite à deux
reprises ; mais la vessie était infectée, les urines purulentes. M. Duchamp voit le malade le 5 décembre 1892 ;
l'état général était mauvais, la langue sèche ; la température atteint 39°5 ; un frisson la veille et un autre le
matin même. M. Duchamp propose et pratique, quelques
heures après, la cystostomie immédiate.

Les symptômes alarmants disparurent très rapidement.

Rétabli, M. A... a conservé une fistule sus-pubienne.
Il n'a pas porté de sonde à demeure, mais il faisait un
cathétérisme sus-pubien toutes les deux heures, au début. Six mois après l'intervention, les mictions commen-
cèrent à se faire par la verge, d'abord péniblement, puis
plus facilement. Néanmoins, l'opéré se sonda régulièrement par sa fistule tous les jours une fois et quelquefois
deux, quand les mictions naturelles semblaient plus diffi-

clles. Durant deux ans, le méat hypogastrique a laissé suinter de l'urine pendant les secousses de toux ou les efforts, mais ce suintement n'a jamais été assez marqué pour nécessiter le port d'un appareil: une éponge, des linges suffisaient à l'arrêter. *Depuis trois ans, il n'y a plus d'écoulement du tout.*

M. Duchamp a revu le malade le 2 octobre 1897 ; l'opération date de près de cinq ans. On trouve au-dessus du pubis une cicatrice un peu saillante, sorte de chéloïde longue de 3 centimètres et large de 1 centimètre. Cette cicatrice est sèche, on n'y *distingue aucun orifice*. M. Duchamp pria le malade de se sonder devant lui ; M. A... emploie une sonde en gomme assez rigide, à bout arrondi, avec un œil latéral n° 10 ; quand la sonde est ramollie par l'usage, il l'arme d'un mandrin. Pour se sonder, M. A... appuie l'extrémité de sa sonde sur la partie supérieure de la chéloïde et pousse lentement. On voit alors la chéloïde se déprimer et la sonde pénétrer peu à peu : quand celle-ci a franchi 5 centimètres environ comptés à partir de l'œil de la sonde, l'urine jaillit. La sonde retirée, la fistule ne saigne pas ; son orifice cutané alors visible, disparaît rapidement.

M. A... sonde tous les jours le méat hypogastrique, tant pour vider à fond sa vessie que pour conserver sa *soupape de sûreté*. Il urine par la verge toutes les deux heures ; son urine est limpide, sans pus, l'état général est excellent [1].

[1] Nous remercions vivement M. Duchamp, chirurgien des Hôpitaux de Saint-Étienne, qui nous a fourni cette belle observation.

Observation XX (inédite),

(Due à l'obligeance de M. le D' Villard,
chef de clinique chirurgicale).

*Rétention d'urine. — Cathétérismes impossibles. —
Cystostomie sus-pubienne. — Continence du méat
hypogastrique.*

Vieillard de quatre-vingt-un ans, demeurant à Cerdon.
Il y a quatre ans, rétention d'urine guérie par un seul
cathétérisme.

Au mois de février 1897, légère atteinte d'influenza
suivie de rétention d'urine. Cathétérisme par le patient
ayant amené fausse route et hémorragie.

Le médecin appelé n'arrive pas à pénétrer dans la vessie.

M. Villard constate des bourrelets hémorroïdaux, une
hypertrophie de la prostate surtout développée à droite.
Le cathétérisme est toujours impossible.

Cystostomie sus-pubienne par M. Villard, au bout de
soixante heures de rétention.

Amélioration progressive. Quelques jours après, phlegmon de la paroi abdominale pour lequel on fit une incision et un drainage dans le flanc droit. Ce phlegmon a été
déterminé sans doute par la difficulté des soins de propreté
et des lavages vésicaux, et M. Villard croit qu'un drain
dans l'ouverture vésicale aurait facilité les lavages de la
vessie chez cet homme, qui habitait la campagne, assez
loin du médecin.

Quoi qu'il en soit, la guérison survint dès lors assez vite,

- 129 -

Le malade prit l'appareil Lafay-Souël; au début, le port
de cet instrument était insupportable et il se déclara un
érythème assez intense de la région.

Aujourd'hui, 12 novembre 1897, le malade va et vient
avec son appareil: c'est un succès complet.

D'après le médecin qui le soigne, la miction se fait à la
fois par le canal et la fistule, la vessie est continente. Si
le malade garde un appareil, c'est par commodité, afin de
ne pas être obligé d'ouvrir son pantalon au moment de la
miction.

Le médecin croit à l'existence d'un néo-canal fait de
tissu cicatriciel solide, par lequel il fit, pendant une qua-
rantaine de jours, passer des sondes de divers calibres,
pour laver la vessie.

OBSERVATION XXI (th. Lagoutte).

*Rétention d'origine prostatique. — Empoisonnement
aigu. — Cystostomie sus-pubienne. — Guérison.
Continence du méat hypogastrique depuis plus de
trois ans (complétée grâce à l'extrême obligeance
de M. le Dr Rondet).*

M. H... L..., soixante-dix-huit ans, capitaine en
retraite, 1894. — Depuis quinze ans environ, accès
fréquents d'uriner. A trois reprises différentes, accidents
de rétention ayant cédé aux cathétérismes et aux lavages
de la vessie. Mais l'évacuation de l'organe restait toujours
incomplète. Parfois incontinence par regorgement.

6 avril 1894. — Cathétérisme et lavage de la vessie

par M. le Dr Rondet, de Neuville, qui amènent une amélioration.

Vingt-quatre heures après, nouveau sondage ; frisson intense. T. = 40 degrés. Les jours suivants, jusqu'au 10 avril, la température oscille entre 39 et 40 degrés. Langue sèche, rouge sur les bords, fendillée comme une langue spécifique. Lèvres et dents recouvertes de fuliginosités. Etat général extrêmement grave.

10 avril. — Etat général grave, avec angoisse, agitation, subdélirium presque continu. M. Poncet pratique dans la soirée la cystostomie, avec l'assistance du Dr Rondet.

12 avril. — Souffrances dans la nuit, provoquées par des caillots empêchant l'urine de couler.

17 avril. — Grande amélioration. Température normale. Le malade ne souffre plus. Trois semaines après l'opération, il y a déjà un peu de continence des urines. Tous les symptômes d'empoisonnement urineux ont progressivement disparu.

En juillet 1894, M. Lagoutte revoit le malade en excellente santé. Il n'y a plus jamais de frissons. Les fonctions digestives sont parfaites. Le méat hypogastrique est absolument continent. La nuit, pas une goutte d'urine ne s'écoule spontanément. Le malade éprouve toutes les cinq heures environ le besoin d'uriner.

L'urine s'écoule alors, soit avec un léger jet, soit en bavant et en descendant le long de la verge. Au point de vue de sa disposition, le méat est infundibuliforme. Autour de lui existe une large éventration par où les fissures font saillie. Il semble par conséquent que, chez ce malade, la continence ne soit pas due à l'action des muscles droits tendus formant sphincter.

20 août 1897. — M. le D' Rondet a eu l'extrême obligeance de m'envoyer les renseignements suivants [1] : le malade sera, dans quelques mois, âgé de quatre-vingts ans. Sa santé est excellente, bien meilleure qu'avant l'opération, car à cette époque le sommeil était fréquemment interrompu par les mictions, les digestions étaient très mauvaises, le malade avait souvent de la fièvre et des embarras gastriques.

Toutes ces misères ne se sont pas renouvelées. Le capitaine est maintenant un homme à allures vives auquel on ne donnerait pas plus de soixante ans.

Il ne se lève plus que deux fois la nuit pour uriner, une fois vers minuit et l'autre vers 4 ou 5 heures du matin. Le jour, les mictions sont plus fréquentes ; elles ont lieu toutes les trois heures, sont parfaitement volontaires, précédées du besoin ordinaire d'uriner.

Le malade, ou plutôt le capitaine (car il ne veut pas qu'on le traite comme un malade) urine dans une large cuvette parce que le jet est quelquefois bifide et divergent. Les mictions se font entièrement par voie hypogastrique. Les urines sont limpides, assez foncées en couleur.

Il est assez difficile de reconnaître le trajet de l'urètre contre nature ; car cet homme ne supporte pas l'introduction d'une sonde de 1 millimètre et demi et ne veut pas se laisser cathétériser, accusant des souffrances dans le méat hypogastrique, dès qu'on y introduit la sonde. M. Rondet croit cependant que le trajet du canal est oblique de bas en haut et de dehors en dedans.

Le méat apparaît dans un repli de la peau comme un

[1] Je remercie M. Rondet de son amabilité.

petit point situé à 4 centimètres au-dessus du pubis, non sur la ligne médiane, mais un peu en dehors et à gauche.

OBSERVATION XXII (th. Lagoutte, complétée).

Cystostomie pour accidents répétés de rétention. — Continence du méat hypogastrique depuis sept ans.

M. B..., de Nevers, soixante-douze ans.

Troubles de la miction pendant dix ans. Pendant la dernière année, environ dix mictions par vingt-quatre heures, dont quatre la nuit.

4 mai 1890. — Accès de rétention complète après un trajet de quinze heures en chemin de fer. Le médecin appelé essaye de passer une sonde qui se brise dans le canal. Le malade est apporté à l'Hôtel-Dieu de Lyon; le fragment de sonde tombe spontanément et on peut passer un n° 16.

6 mai. — Rétention complète. Cathétérisme impossible. Urétrorragie. Cystostomie par M. Poncet.

A la fin du mois, M. B... rentrait à Nevers.

20 mars 1892. — Revient à Lyon et donne les renseignements suivants : au bout de quelques semaines, il parvint à retenir ses urines, une heure et même deux heures. A l'aide d'un clou d'ivoire, il arrive à obturer sa fistule. Il éprouve des besoins d'uriner toutes les quatre ou cinq heures et parvient encore à les garder assez souvent six et même sept heures.

Santé générale parfaite; l'orifice est en cul-de-poule; l'infundibulum a environ 2 centimètres de profondeur.

Mars 1894. — M. le Dr Lefèvre écrit au Dr Lagoutte :

« La santé générale est parfaite; les fonctions ne se sont jamais rétablies par la verge.

« L'urine passe entièrement par la fistule; mais malgré les obturateurs les plus ingénieux que M. B... a fait construire, l'urine s'écoule constamment entre eux et les parois de la fistule pendant la marche. Aussi est-il obligé, pour n'être pas mouillé, de tenir constamment ces obturateurs à la main. La vessie ne contenant plus guère que 100 à 150 centimètres cubes d'urine, le malade est obligé fort souvent d'enlever sa cheville d'ivoire.

« Le trajet fistuleux s'est allongé, est devenu sinueux et il faut toute l'habitude qu'en a M. B... pour y faire pénétrer des instruments. »

Juillet 1897. — M. le Dr Lefèvre a eu l'extrême obligeance de nous envoyer les renseignements complets : La santé générale de M. B... est excellente : M. B... peut se promener et vaquer à quelques petites occupations.

Localement, l'orifice externe de la fistule est déprimé en cul-de-poule, non bourgeonnant. Le trajet a bien une longueur d'environ 7 à 8 centimètres, il est un peu irrégulier, avec quelques saillies dans son intérieur, lesquelles gênent parfois un peu l'introduction de la sonde. Mais, en somme, celle-ci finit toujours par passer.

Depuis l'opération, le trajet s'allonge. De 3 centimètres au début, il a atteint maintenant 7 centimètres. Ces variations sont rendues évidentes par la série de canules que le malade s'est fait faire depuis l'intervention.

M. B... retient, dans le jour, ses urines pendant une heure à une heure et demie. La nuit, il les retient plus longtemps; s'il doit les garder davantage, il place un obturateur en os. Mais habituellement, il s'affranchit de ce soin, et passe la sonde quand la sortie de l'urine est devenue imminente.

Il y a deux ou trois ans, l'urine était gardée plus long-temps trois heures dans le jour, quatre à cinq heures pendant la nuit; depuis, il semble que la vessie subit une rétraction progressive et tend à disparaître comme réservoir.

L'urine est absolument normale.

L'instrument dont le malade se sert pour vider sa vessie est extrêmement simple; c'est une sonde droite, en argent, longue de 12 centimètres et ayant un diamètre de 8 millimètres.

M. B... a aujourd'hui quatre-vingts ans.

OBSERVATION XXIII

(Tellier, *Gaz. hebd.*, 9 mars 1895, complétée grâce à l'obligeance du D' Bonnet).

Hypertrophie prostatique et calcul phosphatique. — Empoisonnement urinaire. — Cystostomie suspubienne. — Continence du méat hypogastrique pendant dix-huit mois.

M. X..., de Neuville-sur-Saône, âgé de soixante-dix-huit ans, vigoureux, pilote de profession. Bonne santé habituelle. Surmenage physique. Sobre, surtout depuis le début des accidents qui remonte à vingt-huit ans; difficulté de la miction, surtout la nuit.

Le premier cathétérisme remonte à quinze ans; crises

de rétention à plusieurs reprises, surtout ces dernières
années. A chaque crise, le malade, qui voyage beaucoup,
essayait de se sonder, y réussissait souvent, mais parfois
n'aboutissait qu'à se faire saigner. Toujours le médecin,
appelé dans ces conditions, put faire passer une sonde de
Nélaton et trois ou quatre jours de repos conjuraient les
accidents.

Juillet 1894. — Mêmes accidents, mais avec cystite.
Lavages avec eau boriquée, puis nitrate d'argent. Salol.
Amélioration.

Décembre. — Cystite aiguë. Mictions tous les quarts
d'heure. Cathétérismes du malade; hématurie. Sonde à
demeure.

A cette époque, le D<r> Tellier le voit et le trouve dans
l'état suivant : température 38°6, petits frissons, langue
sèche, insomnie. Mictions douloureuses toutes les heures,
urines troubles, hématuries fréquentes; pas de rétention
actuelle. Hypertrophie prostatique volumineuse. Pouls 84 ;
irrégularités cardiaques.

Le 31 décembre 1894, cystostomie sus-pubienne, par
M. le D<r> Tellier, avec l'aide des docteurs Bonnet et Gra-
binski, après éthérisation.

Le doigt introduit dans la vessie sent dans le bas-fond
un calcul phosphatique de la grosseur du petit doigt, long
de 2 centimètres et demi. Il est saisi avec une pince à pan-
sement. Les suites furent bonnes. La santé se relève peu
à peu et six semaines après l'opération, le malade, qui se
lève depuis le 17 janvier, a des urines claires, fonctions
digestives bonnes, état général satisfaisant.

Juillet 1897. — Nous avons eu des nouvelles du malade par M. le D<r> Bonnet. Ce vieillard de quatre-vingts

ans est mort, il y a un an, de gastro-entérite. Pendant dix huit mois, il était resté avec une fistule hypogastrique continente. Jamais la miction ne s'est rétablie par la verge. Cet homme urinait par la fistule hypogastrique au moyen d'une sonde qu'il passait environ toutes les deux heures. Dans l'intervalle de ces cathétérismes, il n'y avait pas d'incontinence même pendant les efforts. La prostate était restée volumineuse.

Observation XXIV

(Duc à l'extrême obligeance du Dr Guillemot).

Cystostomie pour rétention urinaire aiguë dans un cancer de la prostate. — Méat hypogastrique continent pendant quatorze mois.

R. L..., soixante-quinze ans, instituteur à Limoux, éprouvait de la difficulté pour uriner depuis plusieurs années. Jamais de cathétérisme.

Rétention aiguë le 8 août 1893. Le Dr Vidal (de Fuy-Guillaume) ne peut pratiquer le cathétérisme et fait appeler le Dr Guillemot (de Thiers).

La vessie dépasse l'ombilic de plusieurs travers de doigts. Ponction aspiratrice. On retire 1250 grammes d'urine.

Le 10 août 1893, après d'infructueux essais de cathétérismes, on pratique la cystostomie.

Suites très simples, fils enlevés le 18 et le 21 août. Les urines restent claires. Le onzième jour, le malade commence à se lever.

28 août. — La flatule se bouche par des caillots. On place une sonde dans l'orifice : l'hémorragie persiste et les urines sortent teintées de sang pendant huit jours. M. le D\u2019 Guillemot pense alors à un néoplasme malin de la prostate, diagnostic qui fut vérifié dans la suite, le malade ayant succombé à l'évolution progressive d'une carcinose prostato-pelvienne de Guyon.

Deux mois après (24 octobre 1893), le malade peut faire quatre kilomètres à pied pour se faire voir à son médecin.

L'état général est bon. La continence du méat abdominal est parfaite. Le malade garde ses urines quatre ou cinq heures. Pendant le jour, il peut uriner, mais avec effort en s'appuyant sur un meuble ou sur les mains et le jet est projeté à une grande distance. Pendant la nuit, la miction est impossible, même de cette façon. Aussi le malade préfère-t-il l'usage de la sonde par le nouveau canal.

Le méat apparaît au fond d'une dépression cupuliforme sous l'aspect d'une fente en Y que circonscrit une sorte de sphincter fibro-élastique qui doit être forcé soit par l'urine, soit par la sonde qui veut pénétrer dans la vessie.

Le 30 avril 1894. — Le D\u2019 Guillemot envoie à M. Lagoutte les nouvelles suivantes de son malade :

« Il n'éprouve, du fait de son néoplasme, que des difficultés de la défécation et quelques douleurs. Une seule fois, depuis le mois d'octobre 1893, il a observé pendant deux jours du sang dans ses urines. Il travaille en plein air du matin au soir à cultiver son enclos potager, de près d'un hectare et qui est fort bien tenu.

« Il urine en se servant de la sonde, et l'ouverture abdominale tend toujours aussi énergiquement à s'oblitérer, en sorte qu'il doit le dilater de temps à autre avec un clou en ivoire. Il existe un trajet de 40 à 45 millimètres, mais rien qui ressemble à un sphincter du côté de la vessie. La fermeture est à l'anneau abdominal et représentée par un anneau fibro-élastique. Le malade ne perd qu'exceptionnellement quelques gouttes d'urine, alors qu'il travaille le corps penché en avant.

« Il n'a pu apprendre à se sonder lui-même, et sa femme lui rend ce service. Mais, malgré son infirmité et son grand âge, le fait indéniable et qui éclate aux yeux, c'est qu'il est heureux de vivre et que l'opération ne lui a pas seulement assuré une survie quelconque, mais la santé avec l'exercice des occupations compatibles avec son âge. »

Le 26 juin 1897, M. Guillemot a l'obligeance de nous envoyer des détails complets :

« Cet homme a succombé le 5 octobre 1894, c'est-à-dire quatorze mois après la cystostomie, aux progrès de la carcinose prostato-pelvienne diffuse.

« Jusqu'à la mort, la continence absolue était obtenue grâce à un bourrelet fibreux très épais qui s'était développé autour du méat hypogastrique : elle n'était due ni à une couture du trajet, ni à un artifice opératoire. Le méat, au centre de ce bourrelet, avait l'aspect d'une fente linéaire, bifurquée dans sa moitié supérieure, comme un Y ; il était difficile à apercevoir, sinon quand la miction récente ou le cathétérisme venait de forcer la rétractilité du tissu. Tout le système, méat et bourrelet, était situé dans une sorte d'infundibulum abdominal qui avait peu à

peu disparu, si bien que le méat était arrivé à peu près
à fleur de peau dans les derniers mois. Le bourrelet, toujours vigoureux et résistant, s'était affaissé aussi et res-
semblait enfin à un anneau.

« La longueur et la direction du canal hypogastrique ont
varié ; quand le sphincter adventice a commencé à fonc-
tionner, le trajet était à peu près rectiligne et la vessie
s'abouchait à la peau par le plus court chemin : le jet
d'urine était projeté de bas en haut et un peu de gauche à
droite, avec force. Mais la miction spontanée devint
bientôt trop laborieuse et le malade fit constamment usage
de la sonde ; enfin les yeux de la sonde rendant difficile
l'introduction de la sonde, je lui fis fabriquer un clou en
ivoire avec lequel il dilatait extemporanément le trajet
avant d'introduire la sonde. Plus tard, quand le développement du néoplasme eut repoussé le réservoir vésical
(déjà haut placé) beaucoup plus haut dans l'abdomen, la
direction du trajet devint oblique de bas en haut et de
dehors en dedans, et d'avant en arrière ; le méat avait
ainsi une position déclive par rapport au réservoir. Il est
difficile de savoir quelle était sa situation par rapport aux
pubis, parce que le sujet était très gras : mais certainement il en était très rapproché.

« La continence était devenue promptement complète et
avait persisté jusqu'à la mort. D'habitude, il gardait ses
urines pendant quatre ou cinq heures sans éprouver le
besoin d'uriner. Celui-ci devenait rapidement impérieux
s'il tardait à se sonder. Les voies naturelles restaient sans
emploi ; les efforts de défécation avaient amené quelquefois
l'issue de quelques gouttes d'urine par la verge, mais ils
n'avaient jamais triomphé de la résistance du sphincter

adventice. Jamais il n'avait désiré le rétablissement de la miction par la verge. Il se félicitait de son infirmité qui rendait l'existence possible, exempte de douleurs, et lui permettait une activité relative.

« L'opération de Poncet est assez maltraitée par un certain nombre de chirurgiens. Il faudrait bien cependant que les opérés eussent voix consultative dans le débat. Or, ils sont contents; se font-ils illusion à eux-mêmes ? Je crois que leur opinion n'est pas négligeable. »

OBSERVATION XXV (th. Lagoutte).

Cystostomie pour rétention d'origine prostatique. — Cathétérisme douloureux et difficile. — Accidents aigus d'infection.

M. P. Diday, ex-chirurgien de l'Antiquaille, quatre-vingts ans.

Légers troubles prostatiques depuis un an.

Pendant les derniers mois quelques troubles gastriques, petits frissons.

Pas de cathétérisme antérieur.

Le 12 décembre 1891. — Accès de rétention aiguë.

Du 12 au 22 décembre. — Traitement par le cathétérisme, la sonde à demeure, les lavages vésicaux.

23 décembre. — En raison de la difficulté du cathétérisme extrêmement laborieux et douloureux et devant être très souvent répété à cause de la cystite, de l'état urines troubles, ammoniacales, et de l'état général, fièvre, anorexie, teinte jaune sale de la peau, etc.,

M. Poncet décide le malade à se soumettre à la cystostomie.

A la suite, disparition graduelle des accidents.

Rétrécissement du méat qui arrive peu à peu à être
continent, de sorte qu'au 22 mars M. Diday gardait ses
urines cinq heures et demie environ.

Nous reproduisons ici, pour compléter l'observation,
une partie de l'article publié par M. le D* Orcel : « La
maladie, la mort, l'autopsie de M. Diday. »

« M. Diday a fait connaitre lui-même, avec son esprit
habituel, dans diverses publications, le bon fonctionnement de son urètre contre nature, qui lui permit au bout
de peu de temps de retenir ses urines, trois, quatre et
même cinq heures. La miction, soumise à la volonté, s'o-
pérait dès lors uniquement par le méat hypogastrique sous
forme d'un jet en anse dont les dernières parties seules
s'échappaient quelquefois en bavant. C'est à peine si quelques gouttes d'urine ou de muco-pus s'écoulaient encore
par l'urètre pénien et seulement de temps à autre ; miction
nulle au point de vue physiologique et qu'il avait cherché
du reste à supprimer le plus possible en raison des douleurs ou de prétendus accidents inflammatoires qu'elle
provoquait.

« Le seul incident qui mérite d'être signalé en dehors
de quelques troubles fonctionnels qu'il régularisait par
des cathétérismes et des irrigations vésicales toujours
pratiqués par le méat hypogastrique a été la présence de
calculs dont l'extraction devint bientôt nécessaire en raison des symptômes qu'entraînait leur présence (hématuries, douleurs à la fin de la miction, etc.)

« Le 8 juin 1898, après exploration sous anesthésie,

quatorze calculs phosphatiques à forme plus ou moins irrégulière furent extraits par l'orifice hypogastrique débridé par en bas. Cette fois encore les suites furent simples et, dès le 26 du même mois, notre cher malade retrouvait de nouveau la continence.

« Le 15 juillet, nouvel incident. Apparition, sans cause nettement appréciable, d'une épididymite gauche qui se termina par résolution et à l'occasion de laquelle il imagina son ingénieux suspensoir à traction normale postéro-antérieure.

« Ayant eu, trois semaines ou un mois avant de s'aliter, des envies d'uriner qui paraissaient un peu plus fréquentes et des douleurs à la fin de la miction, M. Diday songeait à réclamer une nouvelle intervention quand, le 21 décembre, une affection intercurrente vint détourner l'attention de l'appareil urinaire. Douleur vive au niveau des fausses-côtes du côté droit, sans qu'une exploration pratiquée en ce point révélât aucune particularité ni qu'il se manifestât aucun signe d'auscultation pouvant laisser supposer l'évolution de l'affection qui devait l'enlever. Cette douleur nettement localisée s'accompagna bientôt de dyspnée et de véritables accès de suffocation au moindre effort, et on ne tarda pas à constater un épanchement assez considérable, qui s'accrut très rapidement. Sur l'avis des Drs Lacour, Ollier, Poncet et Mouisset, on pratiqua trois ponctions. Les deux premières donnèrent issue à un liquide très hématique se reproduisant rapidement ; la troisième, à un liquide purulent. Cette modification survenue dans la nature de l'épanchement nous parut tout d'abord comporter un pronostic favorable pour notre affectionné maître. Courte illusion, hélas ! La pleurotomie pratiquée ne tarda pas à nous révéler la gravité d'un mal devant lequel tout effort devenait impuissant. Le doute n'était plus permis ; on se trouve en présence d'une néoplasie pleuro-pulmonaire.

« Deux jours après, M. Diday s'éteignit, après quelques heures de subdelirium pendant lesquelles il laissait encore échapper quelques mots aimables et de tendre reconnaissance pour ceux qui l'entouraient de soins affectueux.

« Conformément à sa volonté, M. Lagoutte, doyen de l'internat, assisté de M. Dor, chef de laboratoire de la clinique chirurgicale, pratique, le 10 janvier, l'autopsie en présence de MM. Poncet, Aubert et Doyon. L'autopsie de la cavité thoracique confirme pleinement ce que nous avions observé au moment de l'ouverture de la plèvre : tumeur à marche rapide, que le microscope a révélé être un sarcome périostique développé au niveau de la paroi costale du côté droit et généralisé sous forme de noyaux disséminés à la totalité de la plèvre. »

Je n'insisterai pas sur cette partie de l'autopsie, dont les détails ont été rapportés par mon maître le professeur Poncet dans un article du *Lyon médical* du 21 janvier.

Quant à l'appareil urinaire, dont l'examen avait surtout préoccupé M. Diday, enlevé dans sa totalité avec le pubis et la partie de la paroi abdominale correspondant au méat hypogastrique, il a fait l'objet d'un examen méthodique dans ses diverses parties, reins uretères, vessie, prostate, urètre pénien et hypogastrique.

Les reins pas plus que les uretères ne présentent aucune lésion appréciable. Quelques rares petits kystes à la surface, volume sensiblement normal ; rein droit, 180 grammes ; rein gauche, 90 grammes ; à la coupe aucun signe de pyélonéphrite.

L'urètre normal incisé suivant sa face antérieure présente une intégrité absolue : absence de tout rétrécissement, de toute déformation jusqu'au niveau de la région prostatique. A partir de ce point jusqu'à l'orifice du col vésical, l'urètre est profondément encaissé dans la gouttière sinueuse que lui forme le tissu prostatique dont les deux lobes droit et gauche, du reste uniformément hypertrophiés, surplomblent de 4 ou 5 centimètres sa paroi inférieure. Au fond, en écartant fortement avec les doigts les lèvres de l'incision prostatique, on aperçoit le *veru montanum* entouré de chaque côté de cryptes, d'orifices dilatés dont on fait sortir par pression des uns de petits calculs, des autres quelques gouttes d'un liquide mucopurulent.

La muqueuse de cette partie de l'urètre semble rouge, épaissie, comme enflammée. Quant à l'orifice du col vésical, surélevé à la hauteur du bord supérieur du pubis, il apparaît tel qu'il était lors des interventions qui avaient permis son exploration, arrondi, régulier, entouré par un bourrelet prostatique en forme de gimbelette donnant au doigt la sensibilité d'un col utérin.

La prostate, très volumineuse, isolée et disséquée, ne pèse pas moins de 85 grammes, régulière de forme et du volume d'une mandarine, traversée excentriquement par le canal de l'urètre beaucoup plus rapproché de sa face inférieure que de la supérieure. Il n'existe pas de lobe moyen ; on ne note aucune saillie, aucun accident pas plus au niveau de la face vésicale du col que de la partie intra-prostatique de l'urètre. Il n'existe pas d'obstacle en dehors de celui entraîné par la déformation de l'urètre, par le refoulement des parois allongées, agrandies par l'ascension du col et le développement anormal du tissu qui l'entoure, déformation ayant entraîné d'abord de la dysurie, puis de la rétention. Sur la coupe, l'hypertrophie paraît porter sur le tissu prostatique tout entier. Cependant certains points semblent plus résistants et se présentent en saillie sur la surface de section sous forme de noyaux s'énucléant du tissu ambiant à la façon de fibromes enkystés. En d'autres points, le tissu prostatique paraît plus mou, se déchire facilement et semble très vasculaire. Notons en passant une épididymo-orchite suppurée à gauche avec phlegmon chronique péri-vésiculaire du même côté.

La cavité vésicale, à surface lisse sans cellules ni colonnes, revenue sur elle-même, épaissie, présente le volume d'une mandarine. La muqueuse est de coloration gris ardoisé, sans ulcération ni épaississement inflammatoire, sans dilatations vasculaires, pas plus au niveau du bourrelet prostatique que sur le reste de la paroi. En arrière et au-dessous du col vésical existe un bas-fond, en forme de poche profonde de 3 ou 4 centimètres, logeant trois calculs phosphatiques dont le plus gros a le volume d'une noisette. A 15 ou 28 millimètres au-dessus du bourrelet prostatique s'ouvre l'orifice interne de l'urètre contre nature, apparaissant sous forme d'une petite ouverture circulaire semblable à une sorte de hernie de la muqueuse vésicale à travers la tunique musculaire. Du côté cutané, le méat hypogastrique, situé à 4 ou 5 centimètres au-dessus du pubis apparaît comme une cupule en entonnoir, à fleur de peau, à bords régulièrement circulaires par en bas avec deux éminences mammillaires cutanées par en haut, circonscrivant un orifice dont les lèvres accolées paraissent devoir laisser passer facilement une sonde olivaire n° 18.

Le canal qui fait suite à ce nouveau méat est oblique de haut en bas, et d'avant en arrière sur une longueur de 25 à 30 millimètres. Il est en forme de bec de cafetière réunissant la peau à la cavité vésicale et n'offre à l'exploration ni accidents ni ressauts d'aucune nature. Ses parois sont constituées par toute l'épaisseur de la vessie attirée au niveau de la peau dans la brèche de la paroi abdominale. Tous les plans de la vessie y sont représentées sous une épaisseur moindre sans doute, et comme si les diverses tuniques de la vessie s'étaient pour ainsi dire adaptées à la nouvelle fonction qui leur était dévolue. La muqueuse qui le tapisse dans une certaine étendue présente tous les caractères d'une muqueuse vésicale saine et se continue d'une façon très exacte avec la peau de la paroi abdominale, déprimée au niveau de l'orifice externe du canal sans qu'on puisse nettement préciser les limites des deux tissus à la manière de ce qui se passe au niveau du point d'union de la muqueuse rectale avec la peau de la marge de l'anus.

Cette sorte de hernie diverticulaire de toute la paroi vésicale est doublée excentriquement d'un anneau fibreux très dur, appréciable au doigt, et constitué par l'agglomération cicatricielle de tous les plans conjectifs, tissus cellulaires, plans aponévrotiques formant à ce niveau la paroi abdominale et renforcée encore par les sangles longitudinales représentées par les muscles droits, qui offrent un développement et une résistance très notables.

Le fonctionnement du nouvel urètre, s'opposant à

l'écoulement spontané de l'urine et rendant facile l'urination volontaire par contraction vésicale s'explique par l'ensemble de ces conditions physiologiques et anatomiques: longueur et obliquité du canal, résistance des droits, présence de l'anneau fibreux.

L'existence de la muqueuse dans la plus grande partie du canal nouveau, sa continuité exacte avec la peau rendent compte de la persistance du méat hypogastrique sans tendance à l'oblitération par adhérences, alors qu'il fallait seulement lutter contre l'accollement des parois, contre le rétrécissement du canal qui devait être progressif, entouré qu'il était par une bande de tissu cicatriciel et, par conséquent rétractile.

Observation XXVI.

(Due à l'extrême obligeance du Dr Delagenière, du Mans.)

Dans la première opération de cet auteur, qui date de 1894, le malade a toujours maudit l'opération jusqu'à sa mort. Celle-ci, survenue quelques mois après, était due à une pneumonie, le sujet était incontinent, portait un appareil fait à Lyon, appareil qui fonctionnait mal.

Observation XXVII.

Le deuxième malade de M. Delagenière était enchanté, mais on lui avait fait un sphincter. Il vit toujours, urine par la verge habituellement; mais son urètre sus-pubien fonctionne quand la prostate se congestionne. Cet urètre sus-pubien est donc une soupape de sûreté.

OBSERVATION XXVIII.

Le troisième malade a été opéré de la même façon en 1897, c'est-à-dire qu'on lui fit un sphincter. Son méat hypogastrique agit maintenant par exception, seulement quand la prostate se congestionne.

M. le D' Delagenière ajoute : « En somme, je crois que l'opération de M. Poncet est une bonne opération, très bonne même, quand on ne peut pas, en raison de l'âge du malade ou autres causes, faire mieux, c'est-à-dire la prostatectomie partielle ou totale. »

OBSERVATION XXIX (thèse de Lagoutte, complétée).

Hypertrophie prostatique. — Cystostomie sus-pubienne. — Urètre contre nature continent pendant trois ans et demi. — Mort de tuberculose pulmonaire et vertébrale.

R..., François, soixante et onze ans, jardinier à Vaise, Lyon.

Début des accidents urinaires au mois de mars 1892 (fréquence des mictions, diminution de force et grosseur du jet, etc.).

Au mois de juillet 1893, rétention d'urine progressive, qui devient peu à peu complète. On pratique trois cathétérismes, qui déterminent des urétrorragies.

Le 15 août 1893, entre à l'hôpital de la Croix-

Rousse avec état général mauvais, appétit disparu, langue sèche, déglutition difficile, vessie très distendue, T. = 38°,5. Cathétérisme immédiat évacue 1 litre et demi d'urines troubles. Les jours suivants, même état ; cathétérismes difficiles suivis de lavages vésicaux.

21 août. — Rétention toujours complète ; symptômes généraux graves. T. = 39°,6. Langue rôtie, urines de plus en plus troubles.

Cystostomie sus-pubienne par M. Orcel.

Le malade sort le 25 septembre, sans fièvre, avec un état général excellent. Appétit revenu ; signes de cachexie ont disparu. Il garde ses urines pendant une heure et demie à deux heures.

Deux mois après, continence parfaite des urines. Il ne s'en écoule pas une goutte par la verge.

1er octobre 1894. — M. Lagoutte revoit ce malade. Ce vieillard jouit d'une santé parfaite et exerce son métier de jardinier comme autrefois.

Depuis cinq mois, l'urine s'écoule en partie par la verge, en partie par le méat hypogastrique ; mais la plus grande partie sort par la fistule. La continence est parfaite, jamais il ne s'écoule une goutte d'urine, sans que le malade s'en aperçoive, même lorsqu'il soulève des fardeaux pesants. Au moment des besoins qui ont lieu toutes les trois heures, l'urine est projetée à 1 ou à 1 mètre et demi, avec un volume comparable à celui d'une plume d'oie. Jamais le malade n'a eu fièvre ou frisson depuis l'opération.

1er octobre 1896. — Malade rentre à la clinique de M. Poncet.

Depuis trois semaines, douleurs lombaires, difficulté de la marche et de la station debout, faiblesse des membres inférieurs ; la simple pression douce de l'apophyse épineuse de la première vertèbre lombaire provoque des douleurs intenses, sans qu'il y ait là un gonflement ou une déviation quelconque. Les réflexes rotuliens sont exagérés.

On pense à un mal de Pott lombaire ; il n'y a rien de nouveau du côté du système urinaire, qui permettrait de lui rattacher ce nouvel accident.

En effet, depuis le 1er octobre 1894, cet homme a toujours travaillé. Il affirme qu'il a toujours pu garder ses urines environ trois ou quatre heures : il urinait, quand il en éprouvait le besoin, par son méat hypogastrique, aucune goutte ne s'échappait par la verge pendant les mictions ou dans leur intervalle. Dans l'intervalle des mictions, il n'y avait jamais d'incontinence urinaire, si petite fût-elle. Aussi le malade ne portait-il aucun appareil.

Le jet était fort, projeté à 1 mètre environ et bien suffisant pour éviter la souillure des vêtements. L'état général excellent permettait des travaux même très pénibles.

Depuis le début des lésions vertébrales, le jet a perdu de sa force : il n'a plus aujourd'hui que 50 à 60 centimètres de longueur ; le méat hypogastrique est cependant toujours continent ; les urines ne sont pas troubles.

Actuellement, l'orifice hypogastrique se présente sous la forme d'un point caché au fond d'un entonnoir et masqué par des îlots de peau saine formant collerette irrégulière. Sa distance du bord supérieur des pubis est de 1 à 2 centimètres ; il admet facilement une sonde n° 12.

Le canal hypogastrique atteint une longueur de 6 centimètres environ. Il est antéro-postérieur ; on sent dans son intérieur, à l'aide de la bougie à boule, deux rétrécis sements, l'un à 3 centimètres, l'autre à 6 centimètres, c'est-à-dire à l'entrée de la vessie.

La miction doit être répétée toutes les quatre heures le jour, et toutes les trois heures la nuit.

1er mai 1897. — Le mal de Pott est aujourd'hui manifeste. De plus, lésions pulmonaires au sommet, expectoration muco-purulente, amaigrissement, etc.

La force du jet a diminué progressivement depuis le 1er octobre 1896 et actuellement il existe une incontinence urinaire complète par le méat hypogastrique. Elle coïncide avec la paraplégie des membres inférieurs qui relève aussi des lésions médullaires. Les urines sont claires.

19 juin 1897. — Mort dans la cachexie.

21 juin 1897. — *Autopsie.* — Le diagnostic de tuberculose pulmonaire est vérifié, ainsi que l'existence d'un mal de Pott dont le point de départ est manifestement la première lombaire. Nous n'insisterons pas sur cette partie de l'autopsie, autrement que pour mettre en relief la cause de la mort qui fut indépendante de l'affection urinaire. Nous bornerons seulement les détails à l'examen de l'appareil urinaire.

L'appareil urinaire fut enlevé en totalité et nous l'avons examiné méthodiquement dans ses diverses parties: reins, uretère, prostate, vessie, urètre pénien et hypogastrique.

Les reins, pas plus que les uretères ne présentant de lésions nouvelles. Les reins un peu diminués de volume et de poids (140 grammes le gauche; 110 grammes le droit), contiennent une substance corticale et une substance médullaire paraissant normales, macroscopiquement, il n'y a pas de sclérose, les deux substances semblant dans leurs rapports normaux. Les uretères et le bassinet sont légèrement dilatés et un peu épaissis; mais ces lésions sont anciennes et la muqueuse est saine; il n'y a pas de trace de pus ou d'inflammation récente. Le bassinet droit et ses calices présentent une vieille dilatation; mais actuellement, il n'est pas distendu et ne contient point de liquide.

L'urètre normal incisé suivant sa face antérieure est remarquable par son intégrité absolue, jusqu'à la région prostatique. A partir de ce point jusqu'au col vésical, l'urètre est profondément encaissé dans la gouttière sinueuse que lui forment les deux lobes latéraux de la prostate uniformément hypertrophiés et qui surplombent de plusieurs centimètres la paroi inférieure de l'urètre. Au fond, en écartant fortement avec les doigts les deux lèvres de la gouttière prostatique, on aperçoit le *veru montanum* fibreux, assez petit et rigide. La muqueuse urétrale est absolument saine (voy. les fig. 2 et 3).

Le col vésical est à la hauteur du bord supérieur des pubis ou plutôt à 1 centimètre au-dessous. Il est surmonté en arrière par une saillie en forme de noyau cylindrique constitué par l'hypertrophie du lobe moyen de la prostate. En arrière de cette saillie, existe un petit sillon, puis une nouvelle saillie transversale formée par le bourrelet interurétérique très épaissi. Enfin, postérieurement, on voit un bas-fond vésical profond de 4 à 5 centimètres (voyez la fig. 3).

La prostate est énorme, elle a une hauteur de 8 centimètres, une largeur de 6 centimètres et une épaisseur dans le sens antéro-postérieur égale à 6 centimètres. L'hypertrophie est uniforme. Cependant l'urètre prostatique offre une direction spéciale qu'on peut diviser en deux parties : tout d'abord, du col vésical au *veru montanum*, l'urètre est vertical dans une étendue de 5 centimètres ; enfin du *veru montanum* au bec de la prostate, l'urètre est horizontal dans une étendue de 3 centimètres. En somme, il y a allongement considérable de l'urètre prostatique du fait de l'hypertrophie prostatique ; il y a une coudure à angle droit de cet urètre prostatique, telle que le cathétérisme n'eût été possible qu'au moyen d'une sonde bicoudée ou à grande courbure, à moins qu'il n'eût été impossible même pour la main la plus expérimentée. Il aurait, certes, été bien compliqué de faire passer, dans un défilé prostatique long de 8 centimètres, un instrument quelconque, sans risquer d'amener, un jour, une fausse route avec ses conséquences.

La cavité vésicale est revenue sur elle-même, épaissie, et a à peu près le volume d'une petite orange. La muqueuse est de couleur gris ardoisé, ne présente pas d'ulcération, pas de dilatations vasculaires. La paroi antérieure du réservoir paraît avoir été attirée presque en totalité dans le nouvel urètre hypogastrique. Sur elle, à 1 centimètre environ au-dessus du col vésical s'ouvre l'orifice vésical de l'urètre contre nature, apparaissant sous forme d'une petite ouverture circulaire admettant à frottement une bougie n° 16. Au-dessus de cette ouverture, il reste une portion de la paroi vésicale antérieure comprise entre l'orifice et l'insertion de l'ouraque et ayant une longueur de 1 centimètre et demi environ. Cette paroi antérieure est donc fort réduite et semble, nous le répétons, avoir été attirée presque tout entière dans la paroi abdominale pour former le canal hypogastrique.

Du côté cutané, le méat hypogastrique situé à 1 centimètre au-dessus des pubis apparaît comme un point caché dans un petit entonnoir. Nous l'avons déjà décrit pendant la vie du malade. Il admet une sonde n° 12.

Le canal qui fait suite à ce méat est oblique légèrement de haut en bas et d'avant en arrière, presque horizontal et antéro-postérieur. Sa longueur est de 5 cm. 1/2. Il présente deux rétrécissements, l'un à l'orifice vésical, peu marqué; l'autre très accentué au niveau du méat cutané hypogastrique. Les parois sont constituées par tous les plans de la vessie attirée au niveau de la peau, dans la brèche abdominale. La muqueuse en est lisse et l'on voit très bien la ligne de démarcation entre la muqueuse du canal lisse et la muqueuse vésicale au contraire mamelonnée, juste au niveau de l'orifice vésical du nouvel urètre. Du côté de la peau, les limites des deux tissus muqueux et cutanés sont moins nets et la ligne de démarcation se fait d'une façon insensible.

Tout autour de ce canal existe un anneau fibreux, très dur et très appréciable au doigt, constitué par les plans vésicaux, musculaires et aponévrotiques, confondus en un tissu compact et relativement homogène. Les muscles droits sont assez forts et normaux.

OBSERVATION XXX (th. Lagoutte, complétée).

Cystostomie pour rétention et infection urinaire aiguë. Continence du méat hypogastrique depuis quatre ans et demi.

L., François, soixante et onze ans, cultivateur à Saint-

Symphorien d'Ozon (Isère), a eu, il y a dix ans, un accès de rétention aiguë qui céda au cathétérisme. Il y a deux ans, nouvel accès de rétention. Cathétérisme. Les fonctions se rétablissent de nouveau normalement et le malade ne remarque plus aucun trouble du côté des voies urinaires.

Il y a deux mois, mictions plus fréquentes, puis rétention. Pendant trois semaines, le malade est soudé par un médecin. Le cathétérisme devenant impossible, on pratiqua une série de ponctions hypogastriques.

Le malade est envoyé à l'Hôtel-Dieu le 2 avril 1893. Rétention absolue. Une grosse sonde passe sans trop de difficultés. Les urines retirées sont purulentes.

3 avril 1893. — Rétention persiste. Etat général mauvais. T. = 40°4.

4 avril. — Cystostomie par le Dr Orcel. Pas d'accident opératoire. Les jours suivants, la température tombe peu à peu. A partir du 6 avril, elle ne dépasse plus 38°5. Vers le 15 avril, elle est à la normale et s'y maintient.

4 mai. — Le malade commence à retenir ses urines.

12 mai. — La plaie abdominale tend à s'oblitérer. Les urines sortent par la verge. On explore le trajet fistuleux qui est oblique en haut et en arrière et long d'environ 3 centimètres.

20 mai. — Depuis l'exploration, le malade urine de nouveau par la plaie vésicale et retient ses urines environ trois quarts d'heure. Il en passe aussi un peu par la verge. Etat général excellent.

3 septembre 1894. — Vieillard toujours bien portant. Les urines passent par la verge et par la fistule, mais celle-ci tend à s'oblitérer et serait même restée fermée

pendant trois mois, ce qui nécessita des cathétérismes urétraux pénibles.

Juillet 1897. — Nous revoyons le malade, qui vient de Saint-Symphorien à Lyon, très gaiement, sans fatigue, pour nous donner de ses nouvelles, malgré ses soixante-quinze ans. L'état général est excellent. Ce vieillard travaille la terre avec activité, fort content de sa situation.

Localement, le méat hypogastrique punctiforme est situé à 3 centimètres au-dessus du pubis sur une sorte de mamelon saillant de quelques millimètres et sans aucune ulcération. Le canal qui lui fait suite est un peu oblique en bas et en arrière, presqu'antéro-postérieur, il admet seulement une bougie n° 6 et présente une longueur d'au moins 6 centimètres. En prenant la peau entre les doigts, on le sent sous forme d'un cordon dur qui, parti de l'ombilic hypogastrique, se dirige en arrière très manifestement sur une longueur de quelques centimètres.

Ce vieillard urine un peu par la verge, mais le plus souvent par la fistule hypogastrique. La miction se fait assez facilement, le jet atteignant 20 centimètres ; elle est provoquée par le besoin d'uriner normal. Dans l'intervalle de ces mictions par voie hypogastrique, léger suintement que le malade arrête avec des linges : il croit qu'un appareil est superflu, quand nous lui en conseillons. Il retient ainsi ses urines facilement pendant trois heures.

La prostate est énorme ; son extrémité supérieure dépasse le bord supérieur des pubis ; ce qui explique sans doute la direction relativement anormale du canal hypogastrique, qui est oblique très légèrement ou plutôt antéro-postérieur. Au toucher rectal, cette prostate très accessible, à cause de la flaccidité des parois, ressemble à un utérus fibromateux.

OBSERVATION XXXI (inédite).

Hypertrophie prostatique. — Rétrécissements de l'urètre et abcès urineux. — Fistule urétrale. — Cystostomie. — Guérison. — Méat hypogastrique continent.

Th. Barthélemy, soixante-quatre ans, demeurant à Lyon, entre à l'Hôtel-Dieu, salle Saint-Philippe, le 20 octobre 1895; a eu une blennorragie, à l'âge de vingt ans, et n'a pas d'autre passé urinaire que le suivant :

Depuis quinze mois, les mictions sont devenues plus fréquentes, surtout la nuit ; le malade est obligé de se sonder trois fois par jour et il y a quinze jours, il s'est fait une fausse route. De là, abcès urineux qui s'ouvrit et détermina une fistule dans la région membraneuse de l'urètre.

2 novembre. — M. Curtillet, professeur agrégé, fend le rétrécissement urétral et place une sonde à demeure, l'étendue des lésions de l'urètre ne permettant pas de songer à une restauration immédiate. Large incision d'un abcès superficiel de la fesse du côté droit.

On enlève la sonde à demeure quelques jours après, parce qu'elle est mal tolérée et provoque de la suppuration. Les urines sont troubles. On laisse le malade uriner par la plaie périnéale et on fait des lavages de la vessie.

20 décembre. — L'état général s'altère, les traits sont

étirés ; le malade maigrit et ne s'alimente plus, la langue est rôtie, la température atteint 39°5. Il y a du sucre dans les urines ; la plaie périnéale et la plaie fessière sont blafardes, ternes, et ont un aspect gangréneux. (Cysto-stomie sus-pubienne, par M. Curtillet.)

16 janvier 1896. — L'état général est maintenant excellent et les urines sont absolument claires. Les urines s'écoulent presque complètement par la plaie périnéale. Néanmoins le malade n'a pas d'incontinence, garde ses urines pendant au moins deux heures et pisse alors quand le besoin se fait sentir.

1er février 1896. — Le malade quitte l'hôpital. La fistule périnéale très petite laisse encore passer un peu d'urine pendant les mictions. Le méat hypogastrique laisse également passer une portion de l'urine, mais la plus grande partie est retenue et sort par le méat urétral au moment des mictions volontaires. L'état général est excellent. Le canal hypogastrique, long de 5 centimètres, admet une sonde n° 12.

22 juin 1897. — Nous revoyons le malade plus de vingt mois après la cystostomie. L'état général est excellent. Cet homme de soixante-quatre ans, qui a du sucre dans ses urines, peut vaquer à ses occupations, mais a abandonné les travaux pénibles qu'il accomplissait autrefois.

Il subsiste une fistule hypogastrique, mais si petite que le malade ne porte pas d'urinal.

Le méat hypogastrique est caché dans le fond d'un petit entonnoir et recouvert par un petit îlot de peau pédiculisé ; il est très petit et n'admet qu'une bougie filiforme ; sa distance du bord supérieur des pubis est de 2 centi-mètres.

Le canal hypogastrique est oblique en bas et en arrière, mais nous n'avons pas pu nous rendre compte de sa longueur.

Le cathétérisme urétral est possible, mais l'urètre est déformé et bosselé dans la région prostatique; de plus, on rencontre un rétrécissement à l'endroit où siégeait l'ancien (le malade n'a subi aucun traitement depuis vingt mois). La prostate est grosse, mais de forme régulière. La miction se fait entièrement par la verge; cependant, quelquefois elle a lieu en même temps par le méat hypogastrique et le méat urétral. L'ouverture abdominale semble jouer le rôle d'une soupape de sûreté, mais à rôle discontinu et nullement constant. Le pourtour de cet orifice est très propre; le malade n'a aucune odeur et se trouve satisfait de sa situation.

OBSERVATION XXXII (th. Lagoutte, complétée).

Prostatique avec irritabilité vésicale. — Continence du méat hypogastrique. Résultat après cinq ans.

G.... Jean-Claude, âgé de soixante-deux ans, forgeron à Lyon, entré le 11 octobre 1892, à l'hôpital de la Croix-Rousse, dans le service de M. Gangolphe, suppléé par M. Rollet. Depuis cinq ans, le malade a des mictions plus fréquentes, surtout la nuit. Le 9 octobre, le malade a été atteint de rétention aiguë en revenant d'une promenade. Il a essayé d'uriner, mais il n'a pu émettre que quelques gouttes d'urine et il est resté dans cet état jusqu'à son entrée à l'hôpital.

La prostate est grosse ; cathétérisme évacuateur facile, avec une sonde de Nélaton n° 16.

12 octobre. — Etat de rétention continue : bains de siège, lavements, diurétiques. Les jours suivants, douleurs, urines troubles. T. = 38 degrés, pas de sommeil, cathétérisme douloureux.

24 octobre. — Insomnie complète ; douleurs vives, mictions incessantes ; le malade réclame une opération pour retrouver le sommeil et le repos. Urines très chargées, cystite marquée. T. = 40 degrés, malgré les cathétérismes antiseptiques.

25 octobre 1892. — Cystostomie sus-pubienne par M. Rollet. La vessie est petite et difficile à atteindre ; elle est cachée derrière le pubis ; on ne peut pas l'amener à la peau et on la suture aux muscles ; sonde de Pezzer dans l'urètre ; drain dans la plaie hypogastrique.

26 octobre. — Lavage vésical ; bon état général.

28 octobre. — 37°8 ; 38°2. Malade très satisfait du résultat, dort bien et ne souffre plus.

30 octobre. — 37°2.

15 octobre 1893. — M. Gangolphe remet la note suivante, après avoir revu le malade : « Ce malade est dans une situation excellente. Le 4 novembre 1892, je supprimai la sonde à demeure hypogastrique ; la fistule se rétrécit peu à peu ; je fis alors porter au malade l'appareil que j'ai présenté à la Société de médecine et au Congrès de chirurgie, 1893. Il a pu faire ainsi 20 kilomètres à pied sans souffrir et sans se souiller, et cela dès la première semaine. Bref, il a repris son travail de forgeron. Revu à diverses reprises, il a toujours manifesté la plus grande satisfaction d'être ainsi débarrassé de toute gêne dans la

miction. Je crois que dans ces derniers temps, il met son appareil d'une façon intermittente, la miction s'étant presque complètement rétablie par l'urètre. Ce malade intelligent fait lui-même chaque jour des lavages vésicaux. Je suis persuadé qu'il arrivera ainsi à maintenir l'excellent résultat que lui a procuré la cystostomie. »

Juillet 1897. — Cette heureuse prévision s'est réalisée ; nous avons revu le malade et voici son état : L'État général est parfait ; cet homme exerce son métier de forgeron aussi bien et mieux qu'avant l'opération. Il se félicite hautement du bienfait que lui a procuré la cystostomie.

Localement, le méat hypogastrique est punctiforme, placé sur une sorte de mamelon saillant de quelques millimètres au-dessus du niveau de la peau ; il est situé à 2 centimètres au-dessus du bord supérieur de la symphyse.

Le canal qui lui fait suite est légèrement oblique en bas et en arrière : sa longueur est de 4 centimètres : son calibre admet une bougie n° 14. Le malade, a d'ailleurs, l'habitude d'y passer une sonde n° 12 tous les huit jours pour empêcher sa fermeture ; car il a peur de retomber dans l'état où il se trouvait avant l'opération. On constate deux ressauts dans son intérieur, l'un au niveau du méat hypogastrique, l'autre à 4 centimètres de profondeur. Quand on prend la peau de la région entre les doigts, on sent un cordon manifeste qui part du méat hypogastrique, se dirige en arrière et en bas et disparaît derrière la symphyse : c'est le nouveau canal.

Ce malade peut garder ses urines assez facilement pendant trois à cinq heures, dit-il ; mais ordinairement il urine toutes les heures et la miction se fait surtout par le néo-canal. Le jet est projeté à 30 ou 40 centimètres et suffisamment loin pour ne pas souiller les vêtements. Dans l'intervalle des mictions, il y a un léger suintement par le méat hypogastrique, mais si léger que le malade ne porte aucun appareil, ne met même pas un linge devant l'orifice pour venir nous voir et cependant son pantalon est propre.

Néanmoins, comme cet homme est très actif, travaille toute la journée comme les autres ouvriers de sa profession et reste souvent cinq ou six heures sans avoir la commodité d'uriner, nous allons lui faire placer un appareil.

La prostate est toujours énorme et très dure.

OBSERVATION XXXIII (thèse Lagoutte, complétée).

Ancien prostatique. — Cystostomie pour accidents de rétention et urétrorragie. — Méat hypogastrique continent depuis trois ans et demi.

D..., Laurent, 67 ans, cultivateur à Culoz (Ain), entre à l'Hôtel-Dieu le 6 mars 1894 pour rétention complète.

Le début des troubles urinaires remonte à sept ans au moins. A ce moment, le malade eut un accès de rétention aiguë. Depuis cette époque, cathétérisme tous les jours ou deux jours.

Il y a huit jours, rétention complète, cathétérisme impossible. Le médecin appelé y parvient, mais en provoquant une hémorragie abondante. Les jours suivants, deux cathétérismes par jour.

A son arrivée, rétention depuis huit heures, cathétérisme facile avec une sonde à béquille, urines un peu troubles.

7 mars 1894. — Sonde passe avec la plus grande difficulté. Abondante urétrorragie. Cystostomie, suites très simples.

A sa sortie, un mois et demi après, le malade a un urètre hypogastrique long de 2 centimètres. Il ne garde pas ses urines. Incontinence absolue. Application d'un appareil construit par Lafay, avec urinal et sonde pénétrant dans l'orifice.

Octobre 1894. — M. Poncet a revu le malade à Culoz. Le méat est devenu continent ; pas une goutte d'urine ne passe par l'urètre. La santé est excellente, le malade exerce son métier de cultivateur.

Juillet 1897. — Le malade nous envoie de ses nouvelles. Il retient ses urines pendant une heure à une heure et demie environ : l'urine s'écoule alors par le méat hypogastrique en totalité ; rarement, la miction suit la voie abdominale et la voie urétrale à la fois ; jamais elle ne se fait uniquement par la verge. Ce vieillard ne juge pas utile de porter un appareil ; il est en excellent état de santé, mange bien, dort bien, et continue à exercer facilement son métier de cultivateur. M. Poncet, qui a revu le malade il y a quelques jours, nous confirme ces résultats.

OBSERVATION XXXIV (th. Lagoutte, complétée).

Cystostomie chez un prostatique avec rétention complète sans fièvre. — Continence depuis trois ans.

Benoît B..., soixante douze ans, de Machizal (Loire). Début des troubles urinaires, il y a six mois. Depuis longtemps, signes de rétention incomplète.

Il y a huit jours, rétention complète. Essais infructueux de cathétérisme par un médecin, légère urétrorrugie. Pas de frisson.

28 avril 1894. — Entre à l'Hôtel-Dieu avec une vessie remontant à deux travers du doigt au-dessus de l'ombilic. Cathétérisme difficile avec une sonde à béquille. Evacuation de 1500 grammes d'urines claires et sans odeur. Pas de fièvre. Etat général assez bon.

29 avril. — Nouveau cathétérisme qui vide complètement la vessie.

30 avril. — Vessie volumineuse. Cathétérisme impossible. Cystostomie par M. Curtillet. Urines claires et sans odeur.

On décolle au pourtour de l'incision vésicale la tunique musculaire, on la refoule en arrière au moyen des ongles et des ciseaux mousses. La muqueuse seule est retenue à la peau. Les plaies musculaires ne sont pas prises dans la nature (procédé de Wassilieff).

6 mai. — La réunion de la muqueuse et de la peau est parfaite. Ablation des fils. Ecoulement continu des urines. Etat général excellent.

12 mai. — Départ de l'hôpital. l'incontinence est toujours complète.

Octobre 1894. — Etat général excellent. Le méat réduit à un petit pertuis très fin est continent. Le malade ne se plaint que de la longueur des mictions (20 à 30 minutes). Le cours des urines ne s'est pas rétabli par l'urètre.

20 juillet 1897. — M. le Dr Hanotte nous envoie très obligeamment les renseignements suivants : Le malade âgé de soixante-quinze ans jouit d'une excellente

santé et n'a jamais été malade depuis le jour de la cystostomie.

L'orifice hypogastrique livre passage à la totalité des
urines ; il est situé au fond d'une dépression cicatricielle
et une bride légèrement saillante délimite la partie inférieure de son pourtour. Ce méat hypogastrique est légèrement elliptique et a les dimensions d'une tête d'épingle.

Le canal hypogastrique admet une sonde de très petit
calibre. Sa direction est oblique en bas et en arrière, mais
il est impossible d'en déterminer la longueur.

La continence nocturne est complète. Le malade n'est
obligé de se lever qu'une seule fois chaque nuit. A son
réveil, il est averti du besoin d'uriner par une sensation
de picotement qu'il rapporte tout naturellement au niveau
du méat urétral normal. La miction ne peut s'opérer que
dans la station debout ou assise. La durée totale de la
miction est de dix à quinze minutes environ.

Le malade peut travailler facilement. Il reste toujours
une prostate volumineuse.

CONCLUSIONS

Nous nous sommes préoccupé dans ce travail de savoir ce que devenaient, au point de vue de leur néo-miction, les prostatiques anciennement cystostomisés. Sous le nom d'anciens cystostomisés, nous entendons des sujets opérés depuis plus de six mois. Ce chiffre est tout à fait conventionnel, mais il nous paraît certain qu'au bout de ce temps les modifications qui peuvent survenir du côté de l'urètre sus-pubien sont définitivement acquises, soit au point de vue anatomique, soit au point de vue fonctionnel. A cette date, en effet, les cystostomisés doivent prendre rang dans la classe des cysto-stomisés éfinitifs par opposition aux cystostomisés temporaires chez lesquels, comme on le sait, l'orage urinaire avec ses complications ayant disparu et la prostate ayant plus ou moins diminué de volume, le méat hypogastrique se ferme de lui-même et la fonction normale se rétablit.

I. Au point de vue anatomique, on retrouve, chez ces cystostomisés ayant conservé un méat hypogastrique, un véritable urètre contre nature, au moins dans la majorité des faits. Ce canal possède un trajet et deux orifices, l'un vésical, l'autre cutané ; il est entouré par un anneau fibro-élastique souvent fort épais et tapissé d'une muqueuse partout continue ; sa longueur moyenne est de 3 à 4 cen-timètres et nous l'avons vu atteindre le chiffre de 5 à 6 centimètres ; sa direction est ordinairement oblique de haut en bas et d'avant en arrière.

La persistance du nouvel urètre est due à l'obstruction de l'urètre normal par l'hypertrophie persistante de la prostate[1] ; l'oblitération de la voie urinaire sus-publenne est causée par la disparition de cette obstruction qui était seulement passagère (dix-huit cystostomies temporaires sur trente-quatre cystostomies).

II. Les prostatiques cystostomisés ayant gardé leur méat hypogastrique perméable (cystostomie définitive) ont :

> continence (14),
> continence partielle (7),
> incontinence (13),

sur 34 cas observés depuis plus de six mois et dont l'un date de sept ans et demi.

Parmi les continents, on retrouve les types suivants :

a) Les continents qui urinent ordinairement par la verge tout en gardant un méat hypogastrique perméable : c'est la soupape de sûreté ;

b) Les continents qui urinent en partie par la verge, en partie par leur urètre sus-pubien ;

c) Les continents qui ont des mictions uniquement hypo-gastriques. Les uns ont des mictions spontanées, les autres

---

[1] Lagoutte, *loc. cit.*

satisfont à la miction par le moyen d'une sonde hypogastrique.

III. La fonction n'est pas dépendante, en règle générale, de telle ou telle disposition spéciale, mais plutôt de l'ensemble des dispositions anatomiques nouvelles, suivant la conclusion déjà formulée par M. le professeur Poncet. Entre ces dispositions, nous rangerons par ordre d'importance la longueur de l'urètre contre nature, son calibre, la présence d'un anneau fibreux péricanaliculaire, surtout au pourtour du nouveau méat, la résistance des muscles droits, la présence de valvules dans l'intérieur du canal. Toutes concourent, à des degrés divers, à l'amélioration de la continence.

Sur les 30 anciens cystostomisés que nous avons examinés, trois fois seulement nous avons rencontré une calculose vésicale survenue un temps plus ou moins long après l'opération. Cette proportion ne nous permet pas de supposer que la cystostomie sus-pubienne augmente la prédisposition des prostatiques à la formation des calculs ; car en dehors de la fréquence de ces derniers chez les prostatiques infectés, le meilleur moyen de combattre la tendance calculeuse est, comme on le sait, la désinfection de la vessie. La cystostomie qui permet seule de triompher des accidents infectieux graves pouvant entraîner la mort, rend également dans la suite, facile la désinfection de la cavité vésicale ; elle assure le drainage de cette cavité et à ce titre s'opposer et non favoriser, comme on l'avait objecté, dès le début, sans expérience, la formation des calculs.

Le manuel opératoire de la cystostomie doit être simple

parce que les urines sont infectées et les malades toujours
âgés (moyenne 72 ans), souvent opérés *in extremis*. Le
manuel opératoire proposé par M. Poncet, dès le début
de ses recherches, nous paraît le meilleur, au point de
vue de la rapidité et de la sécurité.

IV. Après l'opération de Poncet, on peut remédier à
peu près complètement à l'incontinence grâce à un appareil que nous décrivons. Les opérés peuvent alors reprendre leur vie, remplir leurs devoirs sociaux avec une liberté
d'allures parfois étonnante. Leur situation nous a paru
préférable à la position critique des anciens prostatiques
infectés qui recourent à l'usage régulier de la sonde urétrale, et qui sont souvent aux prises avec des accidents
urinaires plus ou moins graves. Cette opinion personnelle
relève de nos recherches et des conversations que nous
avons eues avec nombre de prostatiques.

Chez les continents, les résultats sont encore meilleurs
et souvent inespérés. Nous appuyons ces conclusions sur
trente-quatre observations d'urètre contre nature établis
depuis neuf mois au moins et sept ans et demi au plus,
dont la plupart ont été empruntées à la pratique de
M. Poncet ou de nos maîtres lyonnais, MM. M. Pollosson, Rollet, Jaboulay, Vincent, Villard, etc.

TABLE DES MATIÈRES

Lyon. — Imp. Pitrat Aîné, A. Rey Successeur, 4, rue Gentil. — 10629

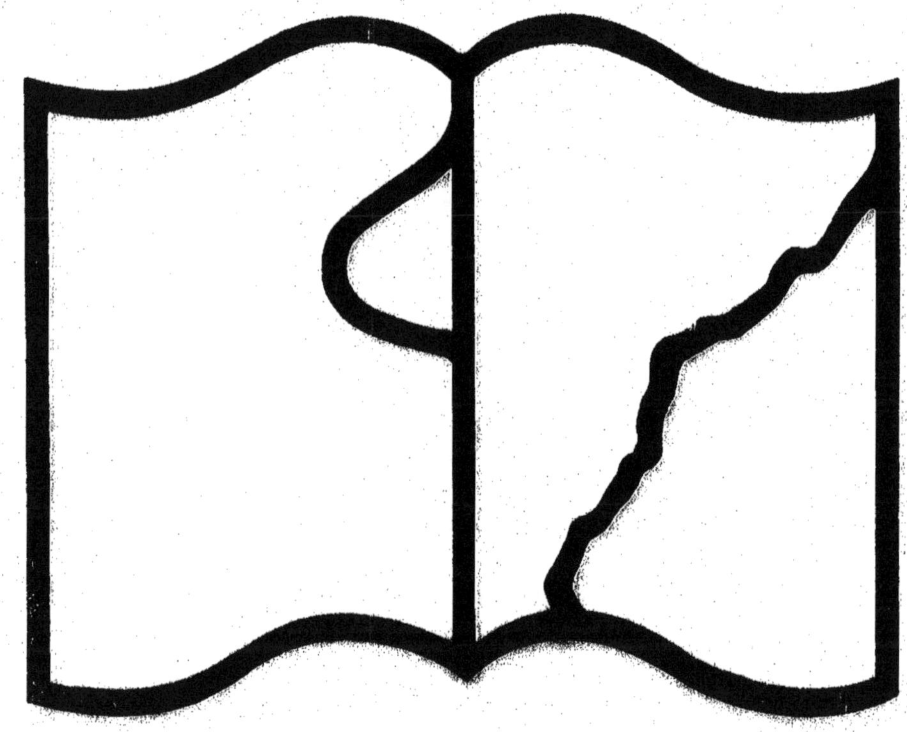

Texte détérioré — reliure défectueuse

NF Z 43-120-11

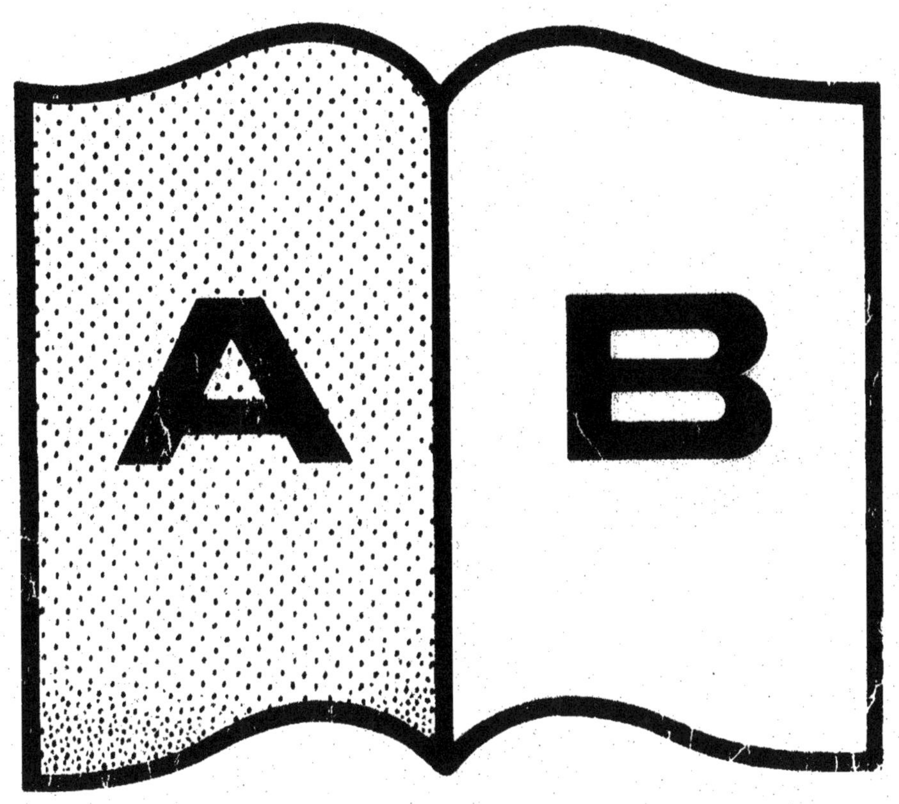

Contraste insuffisant

NF Z 43-120-14